A Dios

porque puso todo

en mi camino

para llegar a este libro.

A Lori y Emi,

el postre de mi vida.

Director de fotografía Jimmy Veliz Melgarejo
Asistente de fotografía Mary Mostajo Berrospi
Edición y Redacción Dr. Jorge Lembcke
Portada Mary Mostajo
Modelo invitada Janet Freidenson

PRÓLOGO

Como reflexión, la mayoría del tiempo olvidamos que nuestro cuerpo en una máquina maravillosa, perfecta, y compuesta por muchas piezas que están diseñadas para realizar funciones increíbles. No requiere batería, ni cambios y su margen de vida útil es cada vez mayor, es por ello la importancia de aprender a cuidarla para que la calidad de su rendimiento sea la ideal.

Hay cambios que trascienden hacia la salud física y mental, se ha progresado en tecnología y comunicación hasta el punto de hacer productivas las 24 horas del día y todo gracias a su mega desarrollo que reta la resistencia, y la capacidad física y mental del ser humano.

El ser humano ha empezado a descubrir sus nuevas limitaciones y conocer de cerca el significado de las palabras "rigidez", "estrés", "dolor", "bloqueo" hasta "congelado". Cada estructura de nuestro cuerpo requiere mantenimiento y un trato adecuado, sin embargo la demanda y el uso de sus recursos no descansan, las personas tampoco quieren hacerlo, "el tiempo es valioso", no se puede permanecer inmóvil, la productividad es el reto diario: "el que descansa pierde" y así entonces, empezamos a descubrir nuestras limitaciones.

El dolor de cuello es la segunda causa de ausentismo laboral y debe ser tratado como corresponde, a nivel físico y emocional.

Voltear a la derecha o a la izquierda, bajar la mirada, ver hacia el techo, facilitar el trabajo de los ojos para alcanzar visualmente aquello que se necesita y además sostener el peso de la cabeza durante su trabajo que significa de 8 a 10 kilos, todo ello es responsabilidad exclusiva del cuello.

Cada parte de esta maquinaria casi perfecta requiere de concientizarnos para mantenerla en las mejores condiciones posibles, y esto no se dará sin un conocimiento básico de nuestros hábitos posturales y emocionales y cómo éstos definen los resultados y/o la calidad de vida.

INDICE GENERAL

PRÓLOGO 3

INTRODUCCIÓN 11

CAPÍTULO 1 18

La Neurociencia 18

CAPÍTULO 2 23

Quiénes conforman la columna
vertebral 23

. Niveles 24

. ¿Qué son las vértebras y los discos? 25

. ¿Qué es el músculo? 26

. ¿Cuál es la función de los músculos
esqueléticos? 27

. ¿Cómo trabaja un músculo? 29

. ¿Los músculos y las emociones? 30

. Los nervios 32

. Los tendones y los ligamentos 34

CAPÍTULO 3 36

¿A qué denominamos cuello? 36

. Comportamiento vertebral............................... 38

CAPÍTULO 4.. 46

Funciones de la columna cervical..........................46

. Movilidad de la columna cervical...................... 49

CAPÍTULO 5.. 57

Relación entre el cuello y la lengua.......................57

CAPÍTULO 6.. 61

Función de los músculos de la región

Cervical o cuello.. 61

. ¿Cómo trabajan los músculos?..........................62

. ¿Cuándo se forma un espasmo o contractura

Muscular..63

. Tipos de estrés muscular según su causa.............64

. Los nervios y la columna cervical........................68

. Los tendones y ligamentos en la zona del

cuello...69

CAPÍTULO 7.. 71

Forma y funciones de la columna cervical............ 71

. ¿Por qué la columna cervical tiene forma de "C" invertida?....................................72

. Alteraciones en la forma de columna cervical Causas y consecuencias........................75

CAPÍTULO 8..................................79

¿Qué es el dolor?..............................79

. ¿Por qué se genera dolor? Señales que ignoramos...................................80

. ¿Por qué es tan frecuente el dolor de cuello?.....82

. Diferentes formas de percibir el dolor de cuello..88

CAPÍTULO 9..................................98

Dolor Cuello-Hombro-Brazo..............................98

. ¿Cómo se forma una hernia discal? Causas........99

CAPÍTULO 10.................................107

El dolor cervical causas y manifestaciones..........107

CAPÍTULO 11................................. 116

Cómo se puede cuantificar el dolor....................116

. Escala de valoración..............................122

. Tabla para valorar el dolor..................123

CAPÍTULO 12................................ 131

Métodos de ayuda contra el dolor....................131

. Recursos..................132

. Calor..................133

. Frio o crioterapia..................136

CAPÍTULO 13..................139

Etapas significativas del dolor.

Recomendaciones..................139

. Etapa aguda..................139

. Etapa subaguda..................145

. Etapa crónica..................147

CAPÍTULO 14..................149

Ejercicios de relajación y estiramiento

para cuello..................149

. Acostado..................153

. Sentado..................164

. De pie..................182

. Posición de gateo..................186

CAPÍTULO 15..191
Recomendaciones generales para prevenir y
Cuidar Problemas en la zona del cuello..............191
AGRADECIMIENTOS....................................201
BIBLIOGRAFÍA...202

INTRODUCCIÓN

Reconociendo que..."separar al ser humano en partes e intentar sanar una de ellas, sin tomar en cuenta las otras, es como querer armar un rompecabezas sabiendo que faltan piezas"... (del libro *"El dolor de espalda y sus raíces emocionales"*).

Las emociones juegan un rol muy importante en las diferentes manifestaciones del cuerpo tales como el dolor, el miedo, el estrés, el agotamiento mental, la tristeza, el desasosiego, la inseguridad y mucho más.

El dolor es una experiencia desagradable que se manifiesta en el cuerpo como un mecanismo de supervivencia. Está controlado por el cerebro, donde se administra la información que le llega de diferentes fuentes, es muy eficiente y no existe nada que suceda en nuestro organismo que sea ajeno a su conocimiento.

Por otro lado, hablar del dolor no es sencillo, no se puede generalizar, existen factores inherentes a la persona que influyen en su manifestación y magnitud.

Las emociones son reacciones físicas y emocionales que se producen frente a diferentes situaciones y personas. Como menciona Paul Ekman cuando describe las emociones básicas inherentes al ser humano, la tristeza, felicidad, sorpresa, asco, miedo y la ira. No se manifiesta una emoción aislada, por lo general hay más de una al mismo tiempo, de ahí su complejidad para definirlas.

La relación entre las emociones y el dolor se deben tratar como piezas de un mismo rompecabezas porque la conexión es real y muy importante. Incorporar las emociones dentro de nuestro cuadro de síntomas en cualquier padecimiento puede dar un diagnóstico más preciso que si lo ignoramos.

¿Cómo se conectan las emociones con el dolor de cuello?

Tal como se describe en el libro "*El dolor de espalda y sus raíces emocionales*" La emoción tiene un efecto neuromuscular (afecta sistema nervioso y muscular) que puede desencadenar en dolor y en otros casos recrudecer un padecimiento dormido ya existente.

El dolor de cuello, entre las otras áreas de la columna vertebral es el nivel que más estrecha relación tiene con las emociones.

A diferencia de la zona baja o lumbar de la columna vertebral, la zona cervical es vulnerable por su constante movimiento, es el eje que controla el movimiento y función de la cabeza.

Por lo general el dolor de cuello es muy fácilmente incapacitante, por ello se requiere concientizar al paciente para que conozca las primeras señales. Este dolor no puede ser ignorado porque interfiere en las funciones básicas del día a día. La mirada, la comunicación verbal y no verbal e inclusive la deglución se pueden ver alteradas.

La columna cumple funciones en sus diferentes niveles, cuello, dorso, espalda baja y pelvis. La estructura ósea es la armadura, los músculos la envuelven, los nervios le dan energía para que funcione y los ligamentos son los que arman todas las articulaciones. Sin embargo, pocas veces se ha tomado en cuenta la relación de las emociones y su importancia en estos episodios de dolor y cuánta influencia tiene en estas piezas.

La medicina convencional se ha preocupado por la estructura mecánica del cuerpo y su funcionamiento de acuerdo a las leyes físicas. La búsqueda ha sido dirigida a una razón mecánica o a una enfermedad de esta estructura como las únicas responsables generando un resultado incompleto.

Hoy existen cuantiosos estudios que han demostrado la relación entre las emociones y las enfermedades del cuerpo, entre las emociones y el dolor.

El dolor tiene entonces un componente emocional, desde cualquier ángulo y usando la lógica, nadie es feliz sintiendo dolor, es muy sencillo reconocer el rostro del sufrimiento en una persona.

Se debe tratar el dolor de cuello en forma integral, las emociones son las variables que faltaban en el tratamiento de sus manifestaciones, tomándolas en cuenta tendremos mayor certeza de éxito en la recuperación.

Es importante destacar la gran diferencia que hay en los seres humanos entre sí, tanto en carácter, como en características físicas y en la forma que maneja su lado emocional. Frente a un mismo dolor podemos observar síntomas y características diferentes, cada ser es único.

De aquí es donde nace una visión más completa, cuando se empieza a ver la magnitud e importancia de las emociones con las enfermedades y episodios tanto agudos como crónicos.

Escuchar al cuerpo, no es simplemente darle sus raciones de alimento diario, y darle la higiene física que necesita, también es reconocer sus llamadas de auxilio antes de enfrentar un problema mayor o en el peor de los casos una crisis. La inteligencia que tiene el cuerpo es tal, que siempre enviará señales, al principio sutiles que si no son tomadas en cuenta, aumentarán su intensidad.

El trabajo de investigación en la neurociencia ha logrado llevar el conocimiento de las emociones en la salud física y visceral a un nivel elevado y aún falta más por estudiar; pero los hallazgos confirman la gran importancia de las emociones en el equilibrio de la salud física-emocional de cada individuo.

Estar consciente de la causa real de nuestros dolores es vital para poder resolverlos. Coexistiendo con la ciencia y aportando lo que nos caracteriza a cada uno de nosotros, haremos más eficiente cualquier tratamiento, logrando una vida sana y satisfactoria; por ello es necesario conocer un poco más de la parte física de esta importante máquina que es el cuerpo.

Cada individuo es un universo, cada uno conoce su interior y sus problemas y a pesar de que existe un patrón anatómico en cada uno "igual" al de todos, su comportamiento puede ser muy diferente a lo esperado.

Necesitamos estar en contacto con aquello que nos duele, en el cuerpo y en el alma, y aunque parece sencillo en teoría, es un trabajo que puede durar toda la vida. Sin embargo, lograr ese equilibrio puede ser parecer imposible, pero al conocer nuestras debilidades podremos también descubrir nuestras fortalezas.

Este libro tiene un poco de todo, hay teoría y reflexión. Cada vez la brecha entre el conocimiento de nosotros mismos versus la tecnología se hace más grande. Hagamos un paréntesis y démonos un poco más de tiempo a cuidar nuestro cuerpo y sus emociones. Tenemos los recursos, pero de no ser así, los podemos desarrollar.

CAPÍTULO 1
LA NEUROCIENCIA

¿ Cómo nace el concepto de las funciones del cerebro y su relación con las emociones? Santiago Ramón y Cajal (colocar referencia), premio nobel de medicina y fisiología creó un punto de partida para una revolución en el criterio de la regeneración celular del cerebro (antes se pensaba que nacíamos con un número determinado de neuronas y que éstas iban muriendo sin capacidad de regeneración). En ese momento, el criterio que se tenía sobre el comportamiento de las conexiones en el cerebro tuvo un gran giro, desde el hecho que *una célula nerviosa puede regenerarse, así como también sucumbir frente a ciertas emociones.*

Desde ese momento, nació la **Neurociencia**, ciencia que ha empezado a descifrar el comportamiento del sistema nervioso y la influencia de los pensamientos en nuestra salud mental y física. La neurociencia tiene diferentes áreas de investigación como la del comportamiento, el lado cultural, molecular etc. Todas ellas relacionadas a la conducta de este gran sistema.

Después de incontables estudios, se ha demostrado con pruebas, que labramos nuestra salud integral con un trabajo de reingeniería de pensamientos y la actitud frente a la vida.

¿Por qué la mente produce pensamientos, ideas y emociones negativas? Esto viene de nuestros antepasados y sus mecanismos de supervivencia. Ahora es posible reemplazar ese "mecanismo" o lo que también se denomina "memoria celular", trabajando sobre lo que nuestra mente, en forma tóxica, nos repite, reformulando todo ello por información nueva, positiva, reparadora y sanadora. William James (En un artículo titulado "What is an emotion? publicado en 1884), un influyente filósofo y psicólogo, dijo: *"No lloramos porque estamos tristes, sino que estamos tristes porque lloramos."* Esta cita resalta la interacción entre la experiencia emocional y la expresión física.

"El cuerpo grita lo que la boca calla" ya no son solo palabras. La represión de las emociones, especialmente las tóxicas se somatizan en el cuerpo.

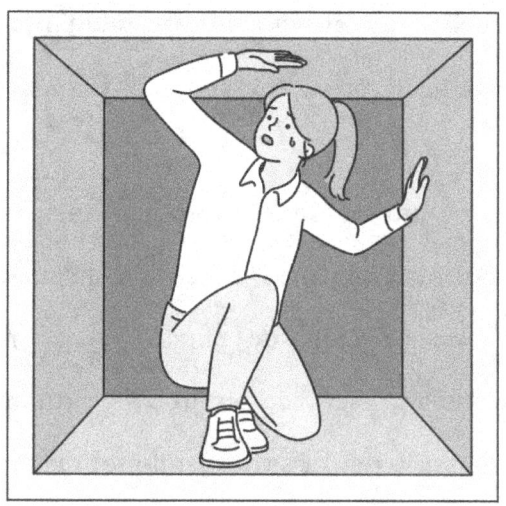

Fig. Emociones reprimidas y su efecto en nuestra salud

Silenciar nuestros sentimientos tóxicos y negativos al no expresarlos y así dejarlos manejar a su antojo nuestra mente, serán como pequeños vientos que frente al cambio de temperatura podrían generar grandes tormentas, que se reflejarán en el cuerpo.

Imaginarnos metidos en una caja, encogidos, sin poder movernos con facilidad. La caja son nuestros temores, recuerdos, inseguridades, fobias, traumas que no nos permiten ver detrás de sus paredes la versión libre de movernos y de ser. Es muy fácil que alguien o algo nos "encierre en una jaula" pero solo en nosotros está poder liberarnos.

Silenciar nuestras emociones buenas como el amor, la ternura, la compasión, la alegría, la bondad, la empatía, etc. también puede ser negativo, ellas son la competencia perfecta para apagar las negativas.

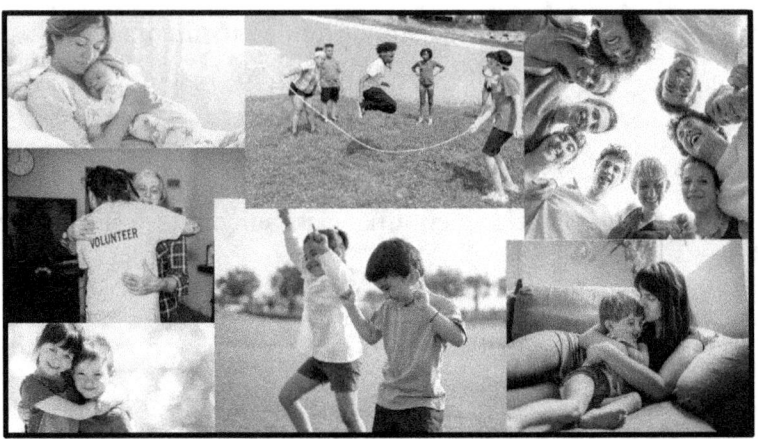

Fig., Formas de bloquear los pensamientos negativos

El dolor de espalda, desde la base de la cabeza hasta cintura, en sus diferentes manifestaciones está relacionado también con emociones no expresadas, angustias, tristezas, pérdidas, todas ellas emociones frustrantes. Hay diferentes formas en las que el cuerpo reprime el "silencio" de las cargas emocionales, especialmente la zona visceral.

CAPÍTULO 2

QUÉ ELEMENTOS COMPONEN LA COLUMNA VERTEBRAL

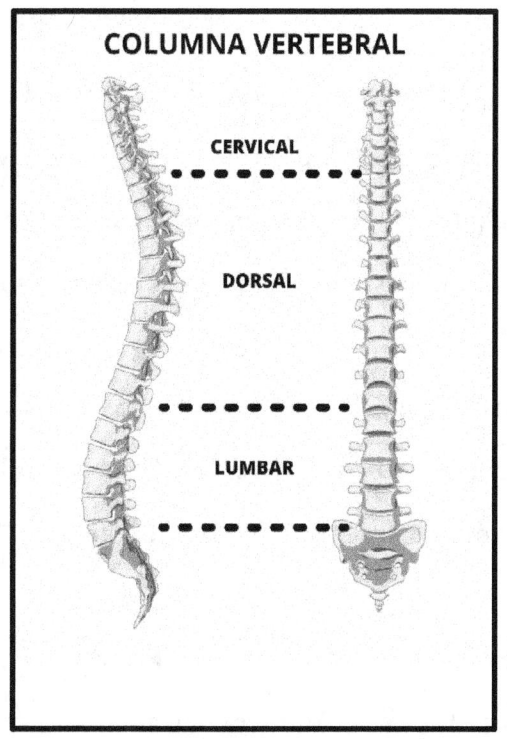

Fig. Niveles de la columna vertebral

NIVELES

El dolor de espalda es uno de los padecimientos más comunes. Puede manifestarse como una sensación molesta y repentina, hasta un dolor agudo e incapacitante. La columna la dividimos en niveles o zonas:

La zona cervical.- Empieza desde la vértebra que une la cabeza con el cuello y termina a la altura de la vértebra más prominente. Emocionalmente asociada a la falta de apoyo emocional o sensación de tener demasiada responsabilidad.

La zona dorsal.- Comprende desde la base del cuello o inicio del tronco y termina en las últimas costillas. Se asocia a emociones conflictivas del pasado y culpa.

La zona lumbar.- Empieza donde terminan las costillas y comienza la pelvis. Aquí encontramos el nivel con mayor compromiso de dolor con una incidencia del 90%. Esta parte está asociada a la preocupación por la supervivencia, pérdidas importantes de la motivación y satisfacción.

Para comprender cómo funciona nuestro cuerpo físico debemos conocer las piezas fundamentales relacionadas con el movimiento, como son las vértebras y sus discos, los músculos, nervios, tendones y ligamentos.

¿QUÉ SON LAS VÉRTEBRAS Y LOS DISCOS?

En la estructura de nuestro cuerpo, tenemos 33 vértebras divididas en los niveles ya mencionados. Las vértebras se apilan una encima de la otra teniendo como elemento de unión el disco o almohadilla que protege a las vértebras del roce y amortigua la presión que recibe por causa de la fuerza de la gravedad, a la vez dan suficiente espacio para que se puedan realizar movimientos como la flexión, extensión, inclinación y giros.

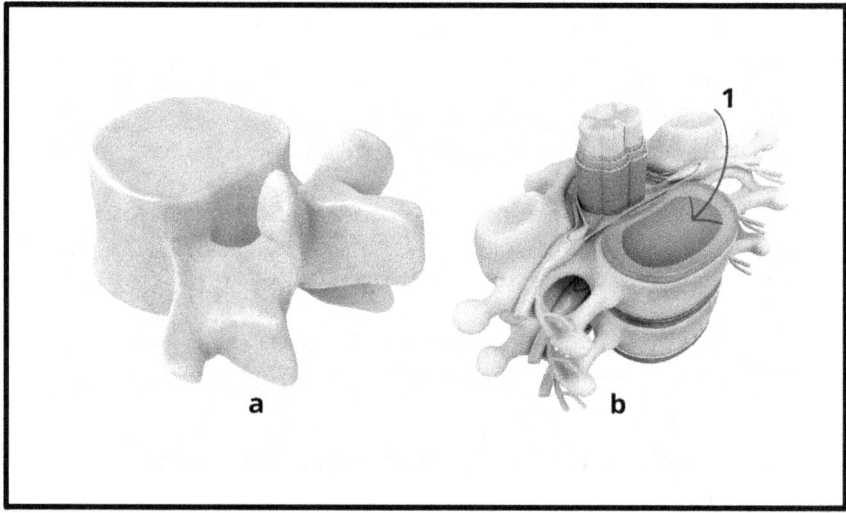

Fig. (a) Vértebra (b) Vértebra y el disco (1)

¿QUÉ ES EL MÚSCULO?

El músculo es un órgano elástico que tiene la capacidad de estirarse y disminuir su tamaño durante la contracción. Tenemos los músculos del sistema esquelético y existen otros que forman parte de ciertos órganos.

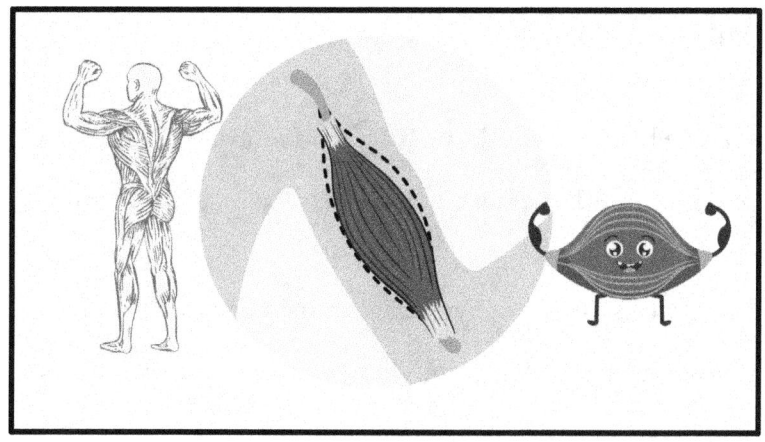

Fig. El músculo esquelético

¿CUÁL ES LA FUNCIÓN DE LOS MÚSCULOS ESQUELÉTICOS?

Estos músculos cubren la zona ósea del cuerpo, dan fuerza y energía para realizar todas nuestras actividades, brindando soporte y protección. Nos proporcionan estabilidad y equilibrio. La mayor tensión, por su nivel de responsabilidad, se concentra en los músculos del cuello, espalda media y baja.

El cuello mantiene la postura correcta de la cabeza y el tronco erguido para un adecuado trabajo de los brazos.

La cintura y la pelvis ayudan al trabajo de desplazamiento a través de la marcha. Tomando en cuenta también que son músculos antigravitatorios.

Los músculos del aparato músculo-esquelético, son de tamaños y formas relacionadas a su función. Los encontramos en diferentes áreas del cuerpo y cada uno cumple una tarea específica. Algunas veces trabajan en grupo, pero este trabajo en equipo no reemplaza la responsabilidad que posee cada uno en su función individual.

Los músculos sirven para movilizar el cuerpo, pero también para estabilizar una articulación, una región, un segmento o todo el cuerpo.

¿CÓMO TRABAJA UN MÚSCULO?

La acción del músculo es a través de la contracción. Se acorta para realizar un movimiento aproximando los segmentos deseados. Al término del trabajo, se relaja y recupera su longitud original.

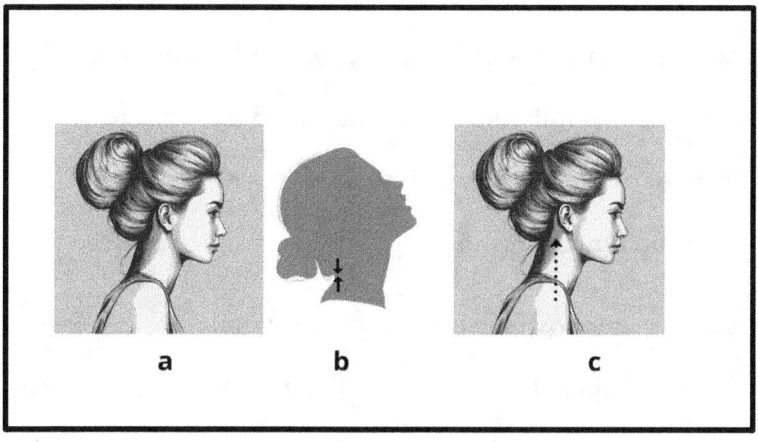

Fig. Extensión de cuello por contracción de músculos de la nuca (b). Regresan a su longitud original (c).

LOS MÚSCULOS Y LAS EMOCIONES

Determinada la función mecánica de los músculos, ¿cómo afectan las emociones a su trabajo?

Las emociones positivas y negativas van siendo percibidas y absorbidas por el cerebro, estimulando así la secreción de ciertas sustancias, desde oxitocina, serotonina, endorfina y dopamina u hormonas de la felicidad, y por el contrario, cortisol, catecolaminas, adrenalina, noradrenalina y prolactina, denominadas hormonas del estrés. Dependiendo de la intensidad del estímulo, los mensajeros del cuerpo estimularán mayor producción de estas diferentes hormonas.

La oxitocina sostiene el trabajo de los músculos del útero en el trabajo del parto y la lactancia, pero también está relacionada a las emociones agradables, sensación de relajación e inclusive con el amor en sus expresiones físicas. **La oxitocina está asociada al control del dolor.**

El Cortisol es la hormona del estrés, se produce en grandes cantidades generando grandes cambios tanto a nivel visceral como muscular.

La tensión y estrés emocional son absorbidos por los músculos de la espalda desde el cuello hasta la zona glútea, una vez allí pueden generar estrés o tensión de las fibras musculares haciéndolos más vulnerables a lesiones.

Los pensamientos, aún sin acciones, causan el mismo efecto que una situación real. Por eso la importancia de cuidar las ideas que se amotinan en nuestra mente.

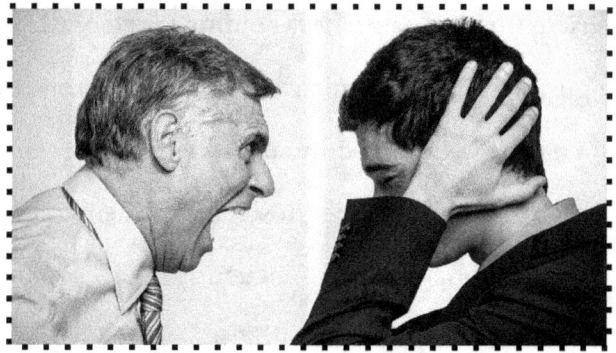

Fig. Efecto del estrés emocional sobre los músculos

LOS NERVIOS

Los nervios son cordones blanquecinos que sirven de comunicadores y transmisores de los impulsos eléctricos que vienen o van del sistema nervioso central (cerebro) al periférico (médula espinal); por ello, después de los músculos son los siguientes tejidos en ser afectados por cualquier acontecimiento físico y/o emocional.

Hay compromiso nervioso, especialmente de los nervios periféricos (los que nacen de la columna vertebral) cuando hay alguna lesión o sufrimiento muscular, y esto se debe a que no hay en el sistema musculoesquelético un elemento que no contenga tejido nervioso. Usualmente el nervio afectado es aquel que se encuentra más próximo o envuelto en el músculo en conflicto.

Los nervios para espinales que son los que emergen de cada nivel de la columna y que están trabajando con los músculos para espinales. (paralelos a la columna vertebral)

Los nervios de la zona cervical que emergen de la columna son los que forman los plexos o redes de nervios que van hacia los brazos.

Cuando el músculo entra en estado de tensión, se compromete el nervio periférico. Ambos tejidos sufren una disminución del riego sanguíneo y oxígeno y se pueden desencadenar niveles de dolor que son manifestados por el sistema nervioso y por la propia fibra muscular.

Dependiendo del compromiso de los nervios y/o músculos, el dolor se puede percibir como hormigueo, presión, dolor tipo hematoma, quemazón y/o punzadas. También puede observarse temblor en los dedos y pérdida de fuerza en brazos y piernas.

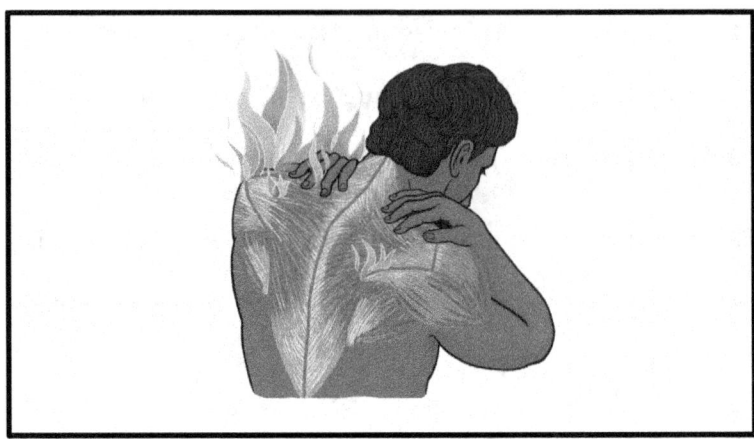

Fig. Compromiso de nervio dolor tipo quemazón, ardor, hormigueo, presión

LOS TENDONES Y LIGAMENTOS

Los tendones son órganos o tejidos blanquecinos, fibrosos y muy fuertes que se encuentran en uno de los extremos del músculo, son el nexo entre la fibra muscular y el hueso.

Los ligamentos tienen una estructura muy similar a la de los tendones pero son elementos que sostienen o estabilizan las articulaciones.

Los tendones y ligamentos pueden ser los tejidos que mayor compromiso sufren, especialmente en zonas donde los músculos cumplen funciones específicas y están más vulnerables a la tensión muscular.

Como ejemplo podemos mencionar los accidentes de tránsito que ocasionan el movimiento en "latigazo" que violenta el trabajo de los ligamentos y músculos que estabilizan la posición de la cabeza sobre el cuello.

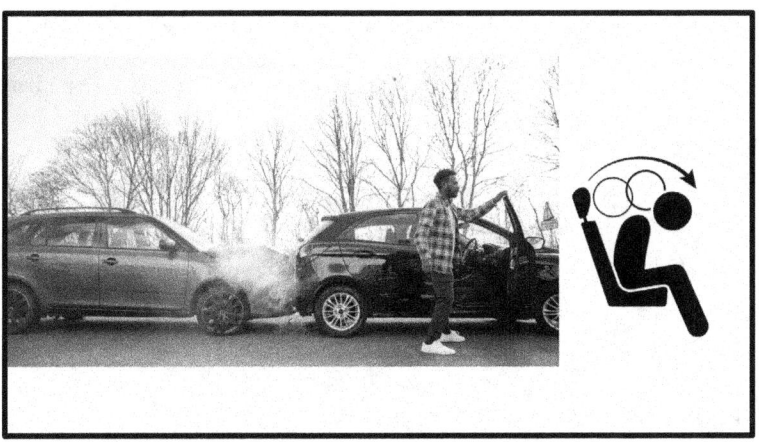

Fig. Efecto de latigazo en ligamentos y músculos del cuello

CAPÍTULO 3
¿A QUÉ DENOMINAMOS CUELLO?

El cuello es una parte del cuerpo que conecta la cabeza con el tórax y permite el paso de estructuras importantes como vasos sanguíneos, nervios, órganos y músculos. El cuello tiene una forma cilíndrica y un tamaño variable según las características de cada persona. El cuello se puede describir desde diferentes puntos de vista: anatómico, funcional, clínico, etc.

El cuello se divide en 4 espacios o compartimentos que contienen diferentes elementos:

- El compartimento vertebral: contiene las siete vértebras cervicales que forman la columna cervical y los músculos posturales que ayudan a sostener y mover la cabeza.

- El compartimento visceral: contiene órganos como la glándula tiroides, la glándula paratiroides, el timo, la laringe, la faringe y la tráquea. Estos órganos participan en funciones como la producción de hormonas, la defensa inmunológica, la respiración, la deglución y la fonación.
- Los compartimentos vasculares: son dos espacios situados a cada lado del cuello que contienen la arteria carótida común, la vena yugular interna y el nervio vago. Estas estructuras son responsables de llevar sangre y oxígeno al cerebro, drenar la sangre venosa de la cabeza y el cuello, y transmitir impulsos nerviosos que regulan funciones vitales como el ritmo cardíaco, la presión arterial y la digestión.

COMPARTIMIENTO VERTEBRAL

La columna cervical está formada por 7 vértebras que son huesos cortos, chicos con una forma muy peculiar dependiendo de la zona a la que pertenecen. En el cuello o nivel cervical tenemos las dos primeras que son muy originales en su forma porque cumplen un trabajo especialmente importante, diferente a las demás, por ello tienen nombre propio: **la primera es "Atlas"** que se contacta con la parte occipital del cráneo y **la segunda es "Axis"** que es la vértebra más fuerte de este nivel y se acopla perfectamente con el "Atlas" y por su forma única y con ayuda de la primera, es fundamental para la rotación de la cabeza sobre el cuello. En orden son: 1ra y 2da vértebras cervicales.

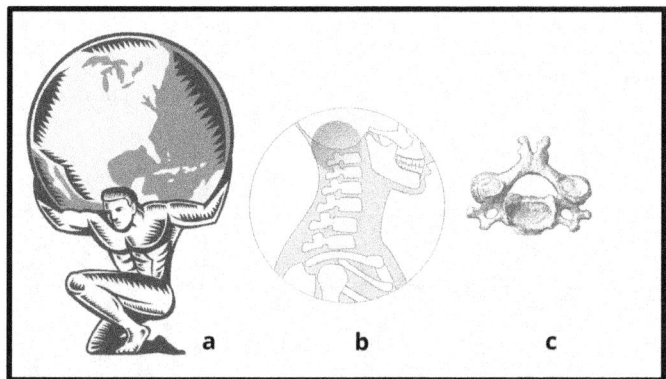

Fig. (a) Atlas según la mitología griega, sosteniendo el mundo sobre sus hombros (b), Articulación cráneo-columna cervical, (a) Vértebra Atlas

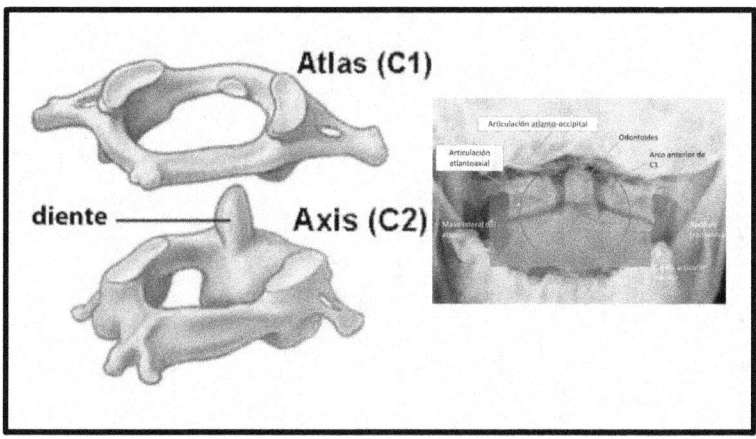

Fig. Prominencia o diente que permite la máxima rotación del cuello

Luego tenemos las otras 5 que son similares entre sí, sin rasgos especiales. Las vértebras se apilan una debajo de la otra.

Esta pila de huesos cortos no está unida entre sí directamente, entre ellos existe una pieza muy importante que sirve de intermediaria y se llama disco intervertebral.

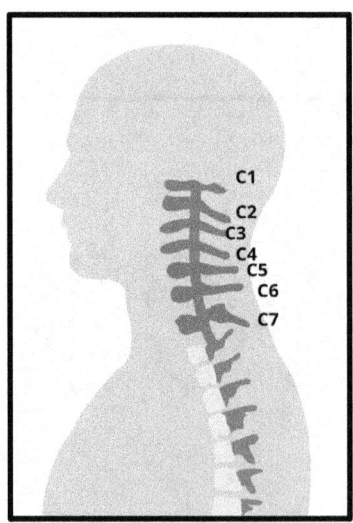

Fig Las 7 vértebras cervicales

El disco intervertebral (está en todos los espacios entre las 7 vértebras menos entre el occipital y el Atlas). Está compuesto por dos elementos: un aro hecho de tejido muy similar a los ligamentos, está rodeado del llamado **"anillo fibroso"** y en el medio tiene un espacio donde encontramos una masa gelatinosa y blanda llamada **"núcleo pulposo"**.

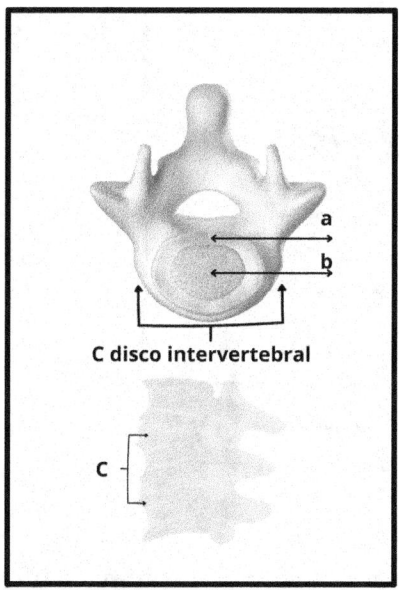

Fig. (a) Anillo fibroso, (b) Núcleo gelatinoso o pulposo, (c) Disco intervertebral

Cubriendo la estructura ósea están los músculos, desde los más pequeños y profundos, hasta los más superficiales que tienen mayor tamaño.

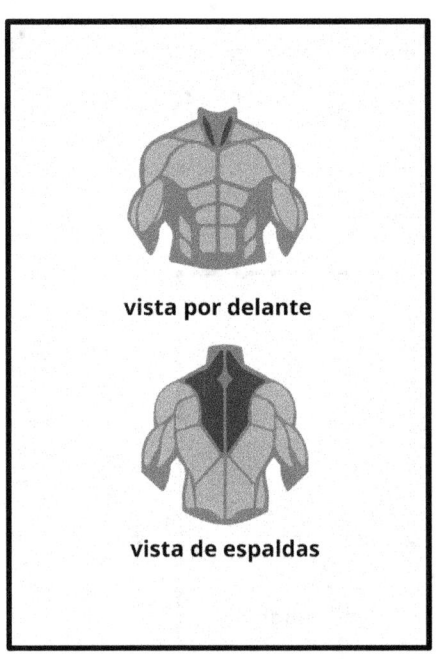

Fig. Músculos del cuello (por delante)
Músculos de la nuca (vista posterior o de espaldas)

Los nervios cervicales son muy importantes y nacen de la médula espinal, salen por unos espacios que forman las vértebras cuando están superpuestas, siempre separadas por los discos. Estos son unos conductos por donde los nervios emergen. En cada nivel hay 2 que van hacia adelante del cuello (derecho e izquierdo) y 2 hacia atrás (derecho e izquierdo) para cumplir funciones individuales o para ser parte de una importante red llamada plexo.

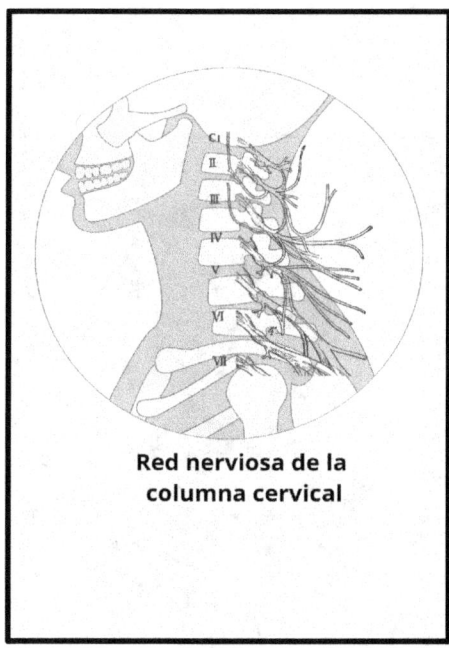

Fig. Nervios del cuello

Los ligamentos son unos cordones de tejido blando, con una composición especial que les permite ser elásticos pero a la vez firmes. Se encargan de mantener esas vértebras apiladas y estables en cada nivel. Son tan elásticos que permiten el movimiento amplio en diferentes direcciones dentro de los ángulos de amplitud articular sin exponer la zona a riesgo alguno.

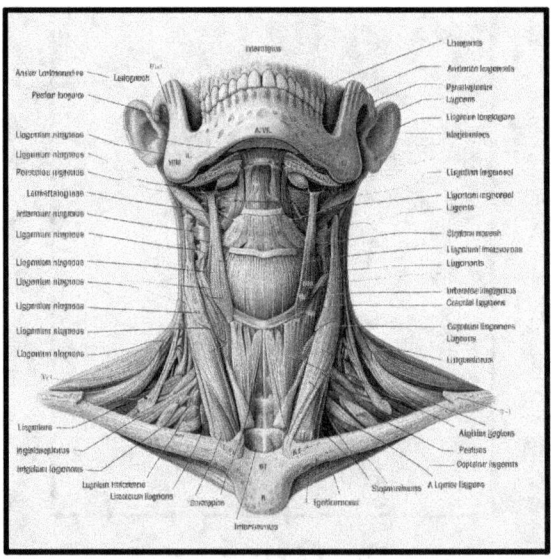

Fig. La gran cantidad de ligamentos en el cuello.

En este nivel vamos a encontrar arterias muy importantes, pero la principal es la arteria vertebral, su mención es debido a su compromiso en ciertas dolencias cervicales.

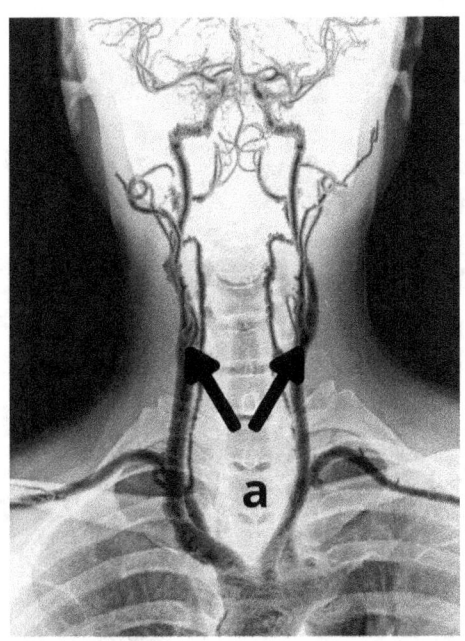

Fig. Arteria vertebral (a)

CAPÍTULO 4

FUNCIONES DE LA COLUMNA CERVICAL

El cuerpo humano funciona con una sincronía perfecta, y a nivel de cuello, cada elemento cumple un rol, cada nivel cubre una necesidad.

. **El cuello conecta la cabeza con el tronco**, de esta forma permite el movimiento y orientación de la mirada.

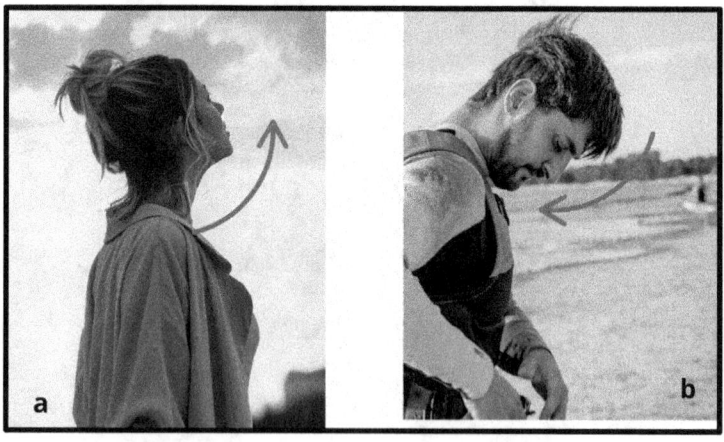

Fig. (a) Mirada hacia arriba, (b) Mirada hacia abajo

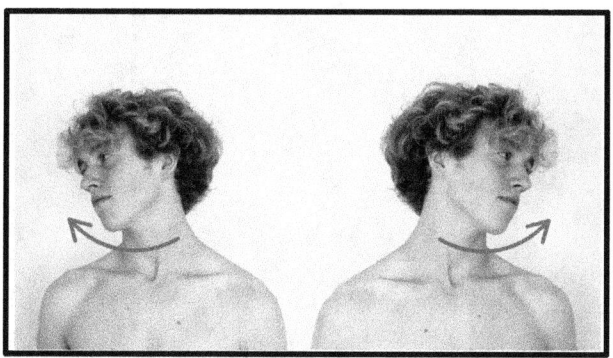

Fig. Mirada a los lados.

Protege y transporta estructuras vitales como la médula espinal, la tráquea, el esófago, las arterias carótidas y venas yugulares. La zona cervical es de suma importancia por estar ligada a funciones tan importantes como la respiración.

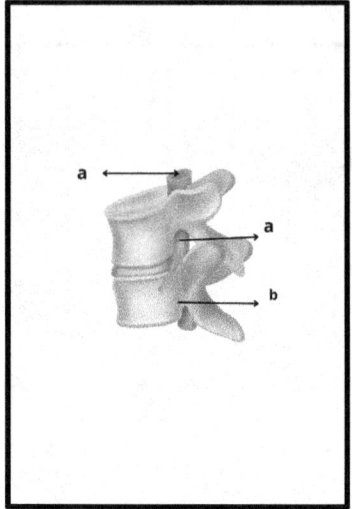

Fig. (a) Médula espinal, (b) Vértebras

En la parte anterior del cuello o zona cervical se encuentra la laringe, la glándula tiroides y las glándulas paratiroideas.

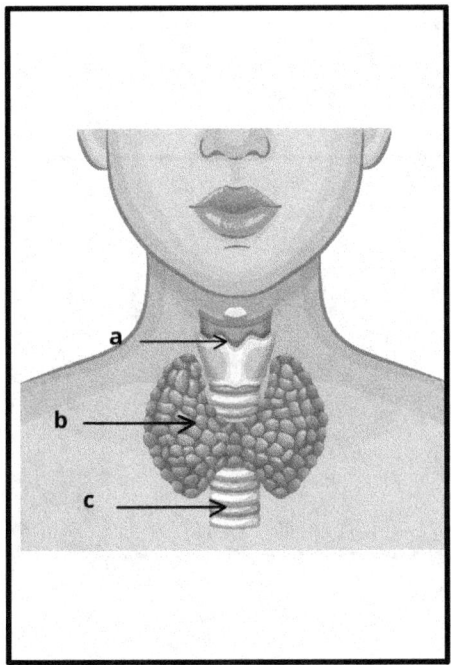

Fig. (a) Laringe, (b) Glándula tiroides, (c) Tráquea

MOVILIDAD DE LA COLUMNA CERVICAL

Una vez conocidos los elementos que comprenden esta región tan importante de la columna, veremos de una forma sencilla los movimientos que se producen en cada nivel.

Los movimientos que se producen entre el Atlas y el Occipital son los siguientes:

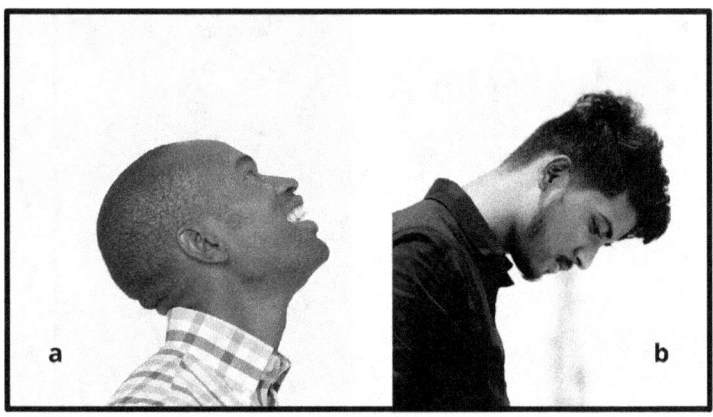

Fig. (a) Extensión, (b) Flexión

- *Flexión y extensión*: se trata de un movimiento de inclinación de la cabeza hacia adelante y hacia atrás, respectivamente. Se realiza alrededor de un eje. La amplitud de este movimiento es de 15° aproximadamente.

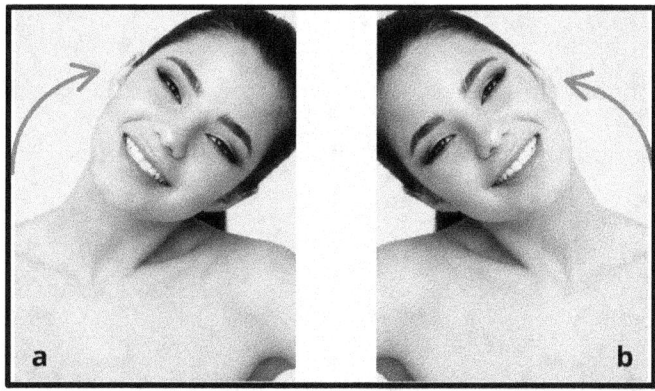

Fig. (a) Inclinación lateral de cabeza a la izquierda,

(b) Inclinación de cabeza a la derecha

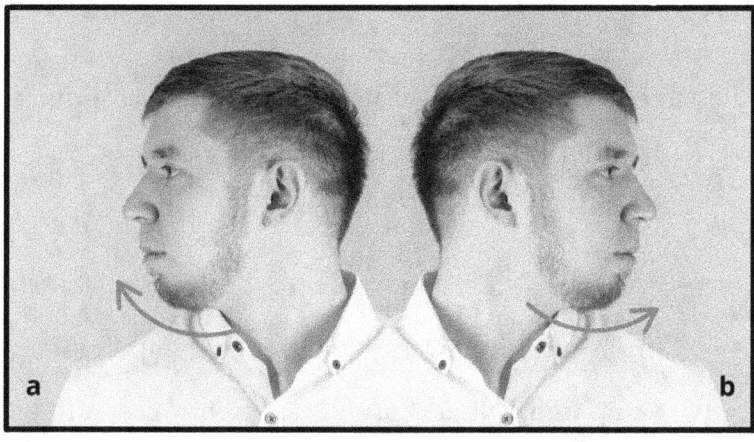

(a) Ligera rotación a la derecha, (b) Ligera rotación a la izquierda

- *Inclinación lateral*: se trata de un movimiento de inclinación de la cabeza hacia uno u otro lado. La amplitud de este movimiento es muy limitada en éste nivel.

- *Rotación*: se trata de un movimiento de giro de la cabeza sobre su eje. La amplitud de este movimiento en la articulación entre el hueso del cráneo y la primera vértebra cervical o Atlas es muy limitada.

Los movimientos que se realizan entre el Atlas (primera vértebra cervical) y el Axis (segunda vértebra cervical) son:

- *Rotación:* Este movimiento dado entre las dos primeras vértebras cervicales es muy importante en amplitud, a diferencia de lo visto entre el cráneo y el Atlas, esto gracias a la presencia de una prominencia ósea que sirve como pivote. La importancia de este giro le da a la cabeza la posibilidad de tener un mayor campo visual a los ojos.

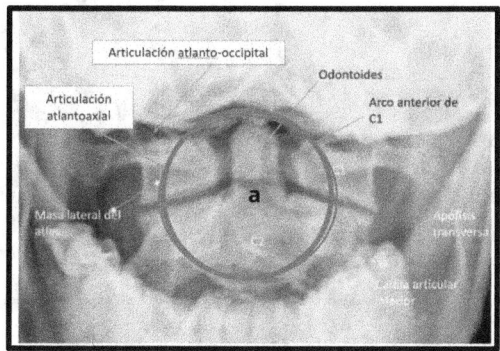

Fig. (a) Prominencia ósea del Axis que permite giro de cabeza

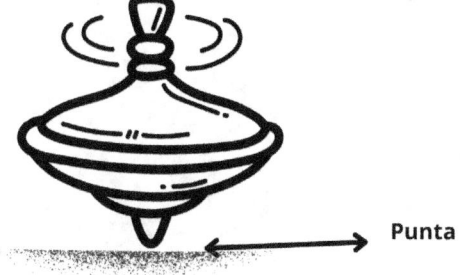

Fig. Efecto pivote

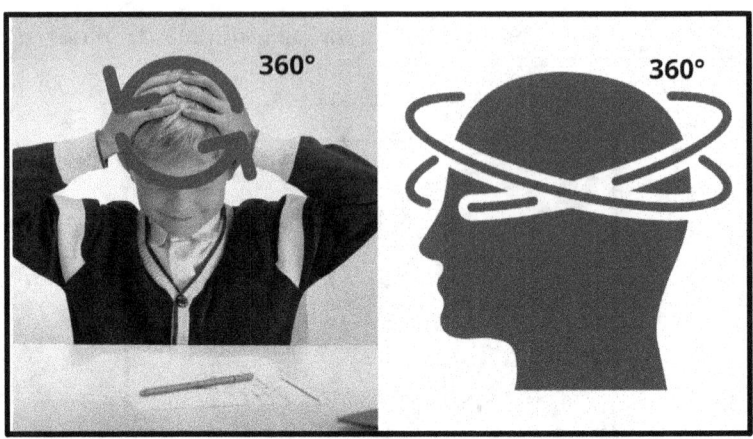

Fig. Rotación completa de la cabeza sobre el cuello

Se resume de forma simple la movilidad de toda la columna cervical, con las 7 vértebras en conjunto, considerando la gran importancia de las 2 primeras.

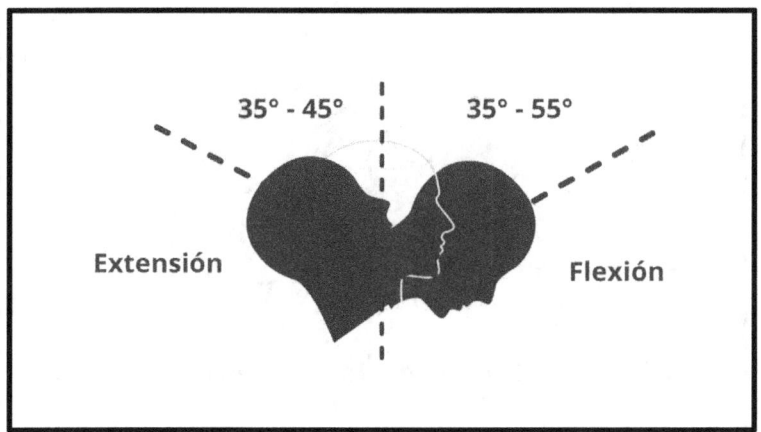

Fig. Flexión extensión de cabeza y cuello

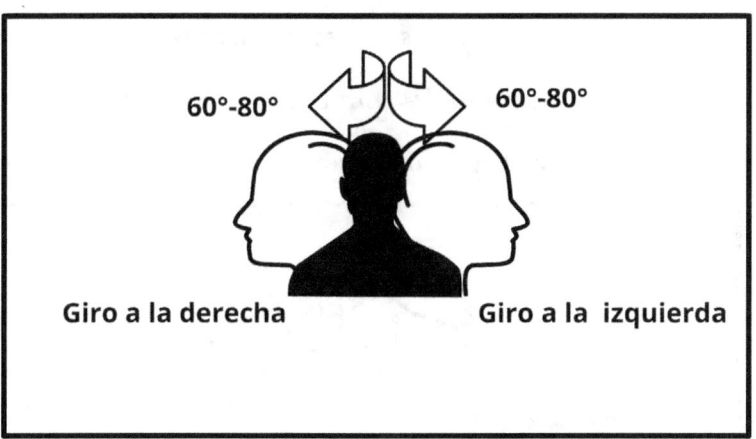

Fig. Giro de cabeza sobre cuello a la derecha e izquierda

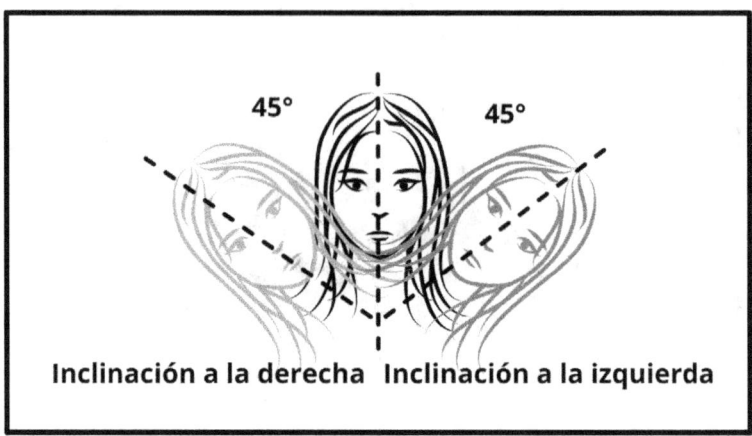

Fig. Inclinación de la cabeza y cuello sobre el tronco

La combinación de todos los movimientos de la cabeza sobre el cuello permite la "Circunducción", capacidad de dibujar 360° con el ápice de la cabeza.

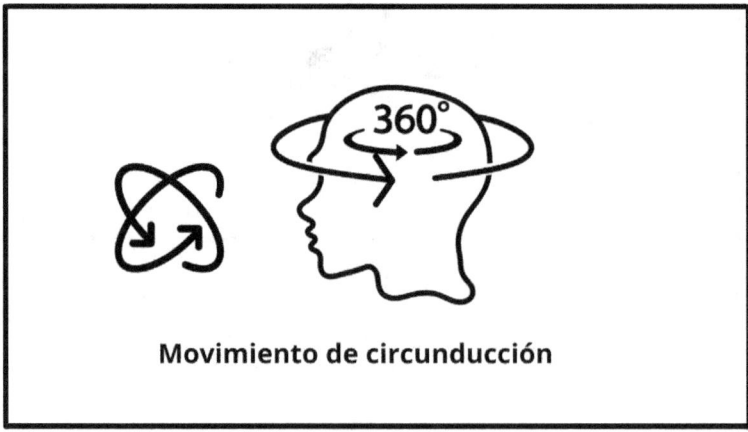

Fig. Movimiento de rotación o circunducción.

CAPÍTULO 5

RELACIÓN ENTRE CUELLO Y LA LENGUA

La relación entre los músculos de la lengua y la columna cervical es muy importante para la postura, la respiración y la deglución. Los músculos de la lengua se dividen en intrínsecos y extrínsecos. Los intrínsecos son los que le dan forma y movilidad fina a la lengua, mientras que los extrínsecos son los que la conectan con estructuras de la cabeza y el cuello como la mandíbula, el hueso hioides, el paladar y el estiloides.

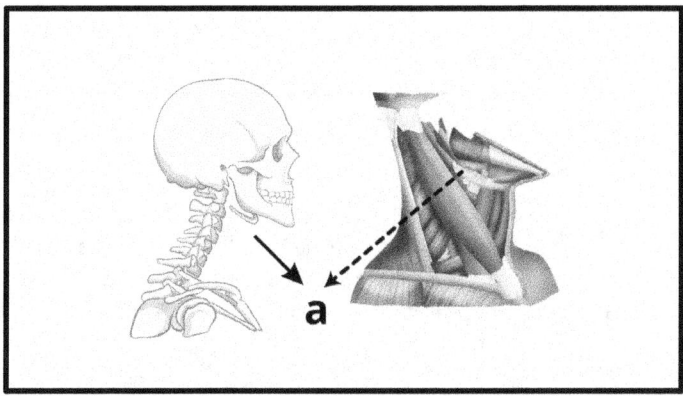

Fig. Hueso hioides

El hueso hioides es un hueso en forma de U que se encuentra debajo de la mandíbula y que sirve de apoyo a los músculos de la lengua, la faringe y el cuello. El hioides está unido a la columna cervical por medio de ligamentos y músculos.

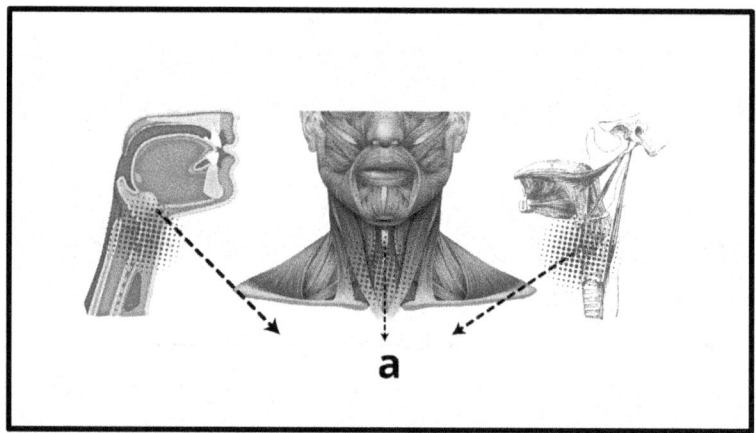

Fig. Relación de músculos de la lengua con el cuello

Los músculos extrínsecos de la lengua también se insertan en el hioides y participan en su elevación o descenso, según la acción que realicen. ***La posición del hioides y de la*** *lengua influye en la respiración, ya que determina el tamaño de la vía aérea superior.*

Una posición baja del hueso hioides y de la lengua puede causar una obstrucción de la vía respiratoria y hacer difícil el ingreso del aire, especialmente durante el sueño.

La posición del hioides y de la lengua también influye en la deglución, ya que facilita el paso del bolo alimenticio desde la boca hasta el esófago. El hueso hioides y la lengua bien posicionados nos protegen del ingreso de los alimentos por la vía aérea evitando la entrada de éstos hacia los pulmones. La postura de la columna cervical también afecta a la posición del hioides y de la lengua, y viceversa. Una postura correcta de la columna cervical favorece una posición adecuada del hioides y de la lengua, lo que mejora la respiración y la deglución.

Una postura incorrecta de la columna cervical puede provocar una posición inadecuada del hioides y de la lengua, lo que dificulta la respiración y la deglución. Una postura incorrecta de la columna cervical podría causar tensión y dolor en los músculos del cuello y la lengua alterando el habla y el sentido del gusto.

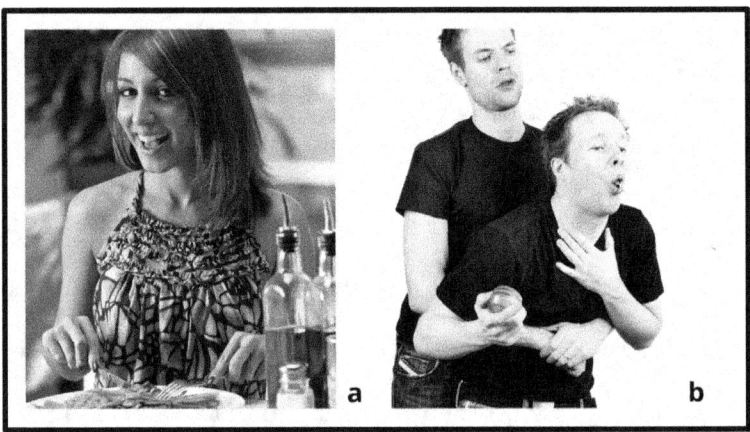

Fig. (a) La adecuada alineación del cuello,
(b) La incorrecta posición del cuello puede causar atragantamiento.

Los músculos de la lengua y la columna cervical están estrechamente relacionados.

CAPÍTULO 6

FUNCIÓN DE LOS MÚSCULOS DE LA REGIÓN CERVICAL O CUELLO

Los músculos, que cubren la zona ósea cervical, dan la fuerza y energía para realizar todas nuestras actividades, brindando soporte y protección al cuello. Le proporciona estabilidad y equilibrio a la cabeza.

Por el nivel de responsabilidad, los músculos del cuello tienen un trabajo que no es de gran fuerza pero sí de precisión ya que ubica adecuadamente de la cabeza según se requiera.

El cuello mantiene la postura correcta de la cabeza y el tronco permanece erguido para un adecuado trabajo de los brazos.

Los músculos del aparato músculo-esquelético, son de tamaños y formas dependiendo de su función: son cortos y planos si deben ocupar poco espacio y a la vez ser fuertes, largos y anchos si su trabajo es movilizar gran carga, pequeños y largos para funciones más finas como los músculos de las manos, etc.

Los músculos del cuello sirven para movilizar la cabeza cuando ejercen un trabajo individual pero también para estabilizar una articulación o una región.

¿Cómo trabaja los músculos?

La acción del músculo es a través de la contracción *(Véase Cap. 2 pág. 26)*. Se acorta para realizar un movimiento aproximando los segmentos deseados. Al término del trabajo, se relaja y recupera su longitud normal.

¿Cuándo se forma un espasmo o contractura muscular en el cuello?

Cada vez que un músculo se contrae y acorta su tamaño, al terminar su acción, tiene la capacidad de recuperarlo al entrar en reposo. Al levantar la cabeza y mirar hacia arriba, se requiere trabajo y tensión de los músculos de la nuca, una vez que la mirada baja junto con la cabeza a una posición normal, los músculos regresan a su condición inicial.

En el momento que el cuerpo detecta una "sobrecarga", el sistema nervioso central emite órdenes en forma automática, esto es para proteger o preservar la integridad de la zona. Inicialmente la señal será cansancio, si no hay suspensión de la "agresión" viene el dolor, ya en un extremo, si no se escuchan los mensajes anteriores, se produce el bloqueo de la capacidad del músculo para realizar actividad alguna. Este músculo o músculos pierden la capacidad de relajarse, ya no retornan a su posición inicial o de reposo, produciendo una contractura.

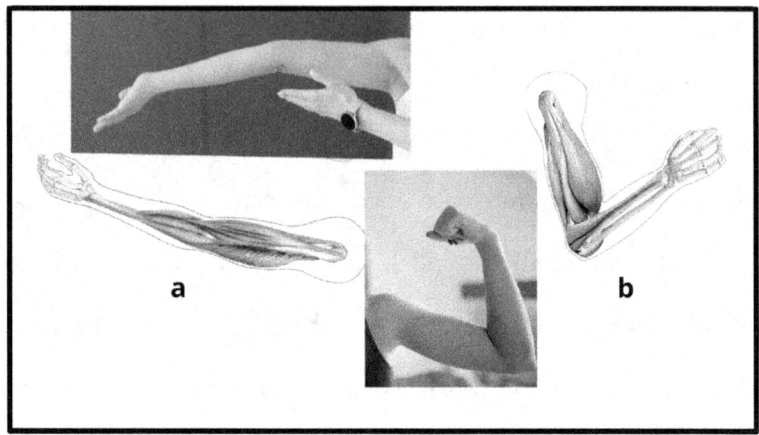

Fig. (a) Músculo relajado, (b) Músculo contraído

TIPOS DE ESTRÉS MUSCULAR SEGÚN SU CAUSA

Para fines de comprender cuánta influencia tienen las emociones, específicamente el estrés en la formación de espasmos musculares, vamos a dividirlo en dos tipos:

Estrés postural.

Cuando se habla de estrés postural, es posiblemente la razón más frecuente de espasmos musculares cuando nos referimos al cuello.

Los músculos en general, deben cumplir una misión tanto de movimiento como de sostén, pero toda actividad muscular tiene un rango de tolerancia o resistencia según la persona: su estado físico, alimentación, actividad laboral, entre otras.

El cuello puede estar sometido permanentemente a estrés por trabajo estático, estadísticamente llegan más casos de éste tipo en un porcentaje de 5 a 1 comparado con el estrés funcional. Permanecer mucho tiempo en una posición, a pesar que se respeten las normas de buena postura y ergonomía, puede causar estrés postural.

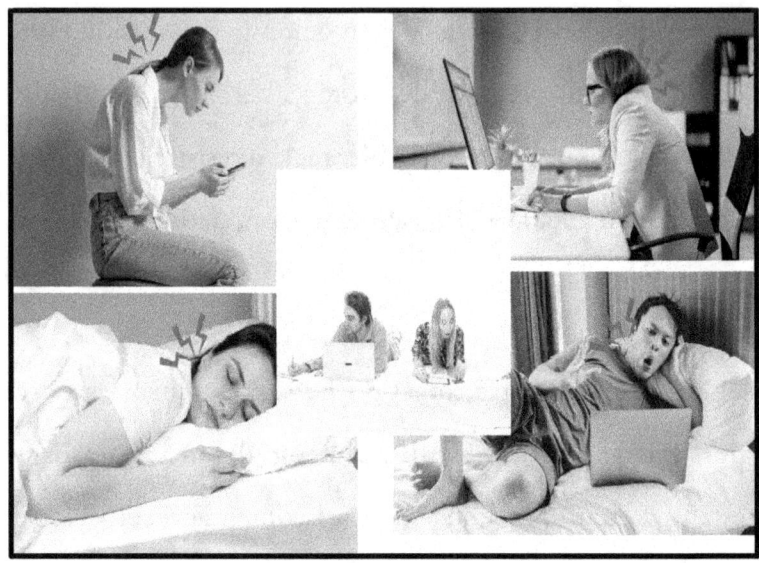

Fig. Estrés postural, ejemplos

Estrés funcional

El estrés funcional es frecuente en las personas que se someten a actividad física o movimientos repetitivos que saturan a los músculos. Puede suceder en deportistas, principalmente en personas que tratan de iniciar una actividad física sin la adecuada supervisión, realizar una actividad fuera de lo habitual que focaliza la mayor parte de esfuerzo en la zona de hombros y cuello. Hay otros casos más pero son en menor porcentaje.

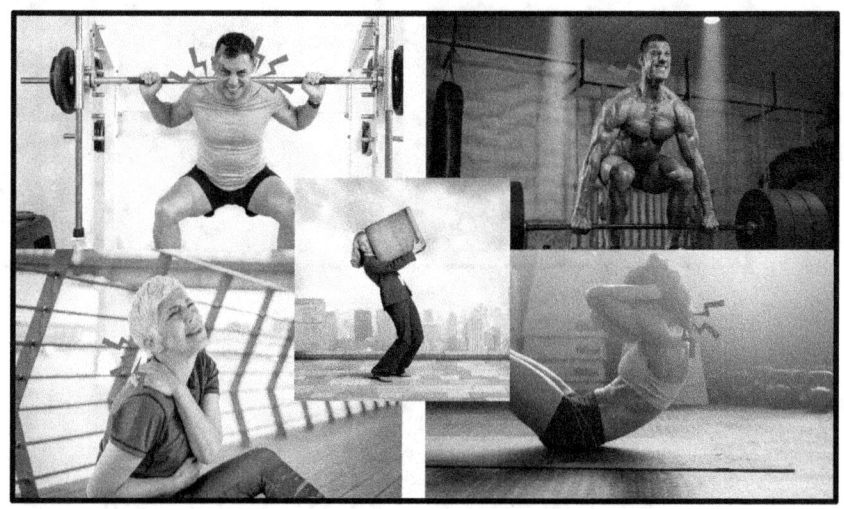

Fig. Estrés funcional

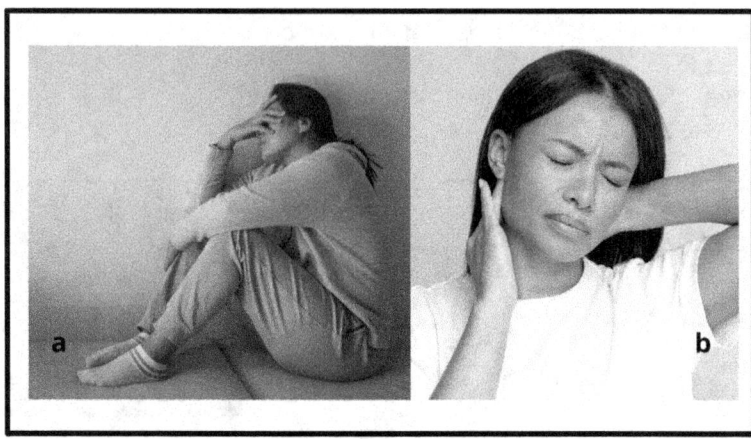

Fig. (a) Efectos del estrés emocional en el cuello, (b) Dolor

LOS NERVIOS Y LA COLUMNA VERTEBRAL

Los nervios, después del músculo, son los siguientes tejidos en ser afectados por las emociones, especialmente los nervios periféricos (los que nacen de la columna vertebral). Usualmente el nervio afectado es aquel que se encuentra más próximo o envuelto en el músculo en conflicto.

El nivel cervical posee muchos nervios, redes de sistema nervioso de gran responsabilidad, como las funciones de movilidad de cabeza y cuello e incluyendo la respiración.

LOS TENDONES Y LIGAMENTOS EN EL CUELLO

Los tendones y ligamentos podrían ser los tejidos que más compromiso presentan, especialmente en zonas donde los músculos cumplen funciones específicas y están más vulnerables a la tensión muscular.

Los ligamentos en el cuello son unas bandas de tejido fibroso que conectan los huesos del cuello entre sí. Los ligamentos tienen varias funciones, como:

- Estabilizar las articulaciones del cuello y limitar el movimiento excesivo.
- Permitir el movimiento del cuello en diferentes direcciones, como flexión, extensión, rotación y flexión lateral.

- Proteger los nervios y los vasos sanguíneos que pasan por el cuello.
- Sostener la cabeza y mantener la postura.

Los ligamentos del cuello se pueden clasificar en dos grupos: los que son continuaciones del tórax y los que son exclusivamente de la región cervical.

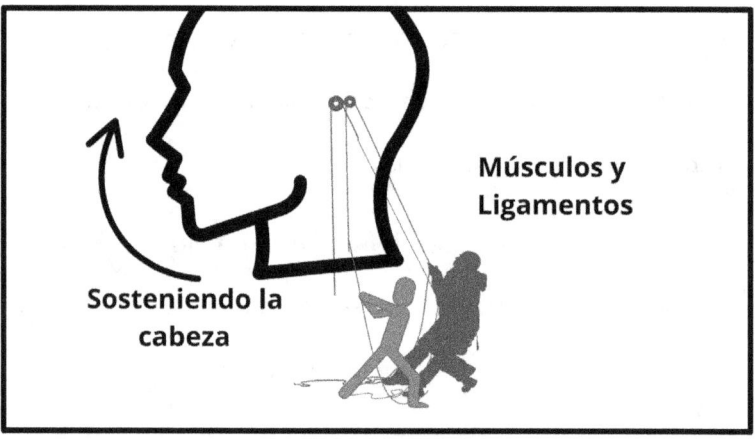

Fig. Cómo trabajan los músculos y ligamentos en el cuello

CAPÍTULO 7

FORMA Y FUNCIONES DE LA COLUMNA CERVICAL

La columna cervical tiene una forma que le permite cumplir con todas las funciones que se requieren: la rotación, flexión hacia adelante, flexión lateral, extensión, inclinación y movimientos de circunducción.

La columna vertebral en general tiene curvaturas que se van formando durante el desarrollo de cada persona.

Inicialmente nacemos con una curvatura en C, lo que significa aproximación de la cabeza hacia los miembros inferiores.

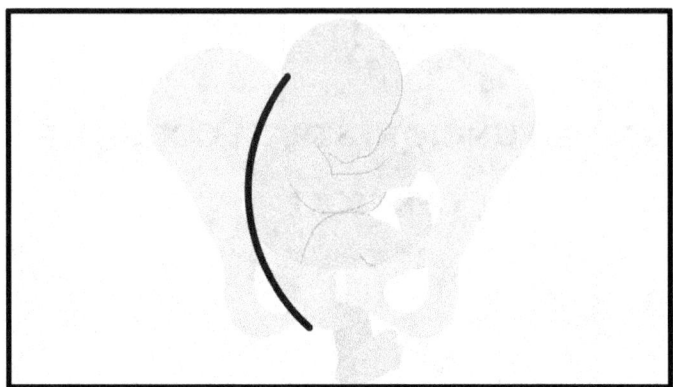

Fig. Columna del recién nacido

Durante los primeros meses, cuando el niño empieza a levantar la cabeza estando boca abajo, se empieza a formar la curvatura en C invertida, lo que significa el inicio de la transformación en la estructura funcional del cuello.

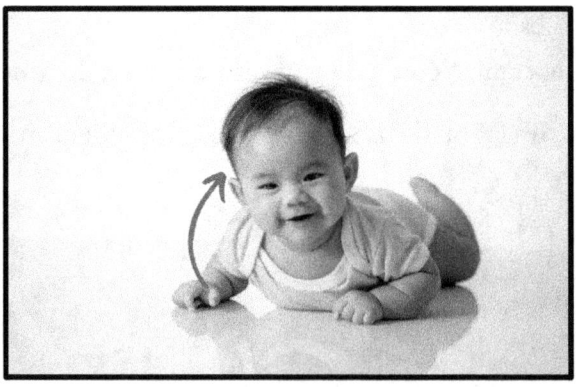

Fig. Formación de la columna cervical

El desarrollo y la independización de cada nivel de la columna vertebral, en cada etapa del desarrollo, permite que se logren las diferentes funciones que se requiere alcanzar para tener una capacidad funcional eficiente.

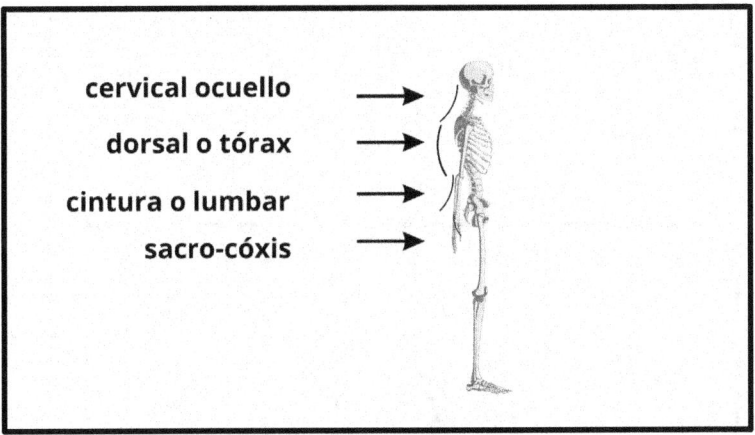

Fig. Forma de las curvaturas de la columna

¿POR QUÉ LA COLUMNA CERVICAL TIENE FORMA DE "C" INVERTIDA?

La columna cervical tiene forma de C invertida porque es una curvatura natural que ayuda a soportar el peso de la cabeza y a mantener el equilibrio. La curva en forma de C invertida se llama lordosis cervical y se forma con el de acuñamiento de las vértebras cervicales. La lordosis cervical también permite el movimiento del cuello en diferentes direcciones, como flexión, extensión, rotación y flexión lateral. Además, la lordosis cervical protege los nervios y los vasos sanguíneos que pasan por el cuello y sostiene la cabeza y la postura.

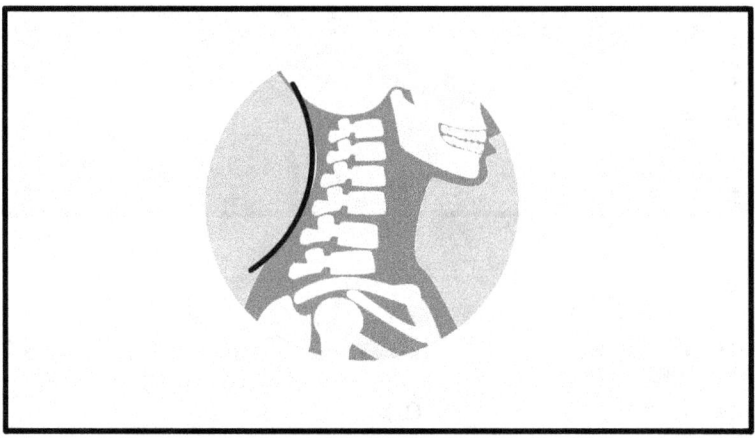

Fig. Curvatura normal del cuello

ALTERACIONES EN LA FORMA DE LA COLUMNA CERVICAL, SUS CAUSAS Y CONSECUENCIAS

La forma de C invertida de la columna cervical puede alterarse por diferentes causas, como la mala postura, la obesidad, la osteoporosis, la lesión o el trauma, el estrés y la tensión en el cuello.

Estas causas pueden provocar una curvatura exagerada hacia adentro (hiperlordosis), una curvatura enderezada o recta, con pérdida de la forma normal o una curvatura invertida (inversión de la lordosis cervical).

Hiperlordosis se denomina a una curva exagerada, esto genera gran estrés en los músculos de la nuca causando desde tensión y espasmos musculares hasta dolor por presión de zonas óseas que no se deberían contactar. El incremento de la lordosis cervical puede deberse a múltiples factores, pero son dos las razones más importantes:

- Estructural o congénita. - Es cuando se ha desarrollado en forma natural esta curvatura, por lo general viene acompañada de otras alteraciones como la escoliosis. Es muy difícil de corregir.
- Postural - funcional.- Es cuando hay una actividad o actitud postural que aumentan la tensión en los músculos de la región posterior del cuello o nuca. En este caso la relajación y la corrección de la postura podría normalizar su función.

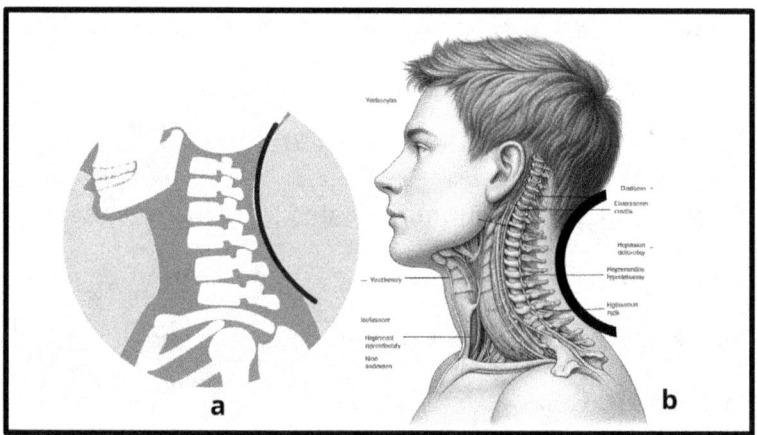

Fig. (a) Columna normal, (b) Imagen de hiperlordosis

Columna cervical rectificada o recta.- Se dice rectificada o recta cuando se ha perdido gran parte de la curvatura normal, se puede observar una columna cervical rígida, con muy poca movilidad. Las causas más frecuentes son:

- Mala postura, especialmente al sentarse, trabajar o usar dispositivos electrónicos.
- Debilidad o atrofia de los músculos que sostienen el cuello.
- Acortamiento o contractura de los músculos que se encuentran en la nuca.
- Enfermedades degenerativas de la columna, como la osteoporosis, la artrosis, etc.
- Lesiones de la columna, como fracturas, esguinces o hernias discales.
- Problemas genéticos de la columna, como la escoliosis, la cifosis o la espondilolistesis.
- Embarazo, obesidad o tumores que aumentan la presión sobre la columna.

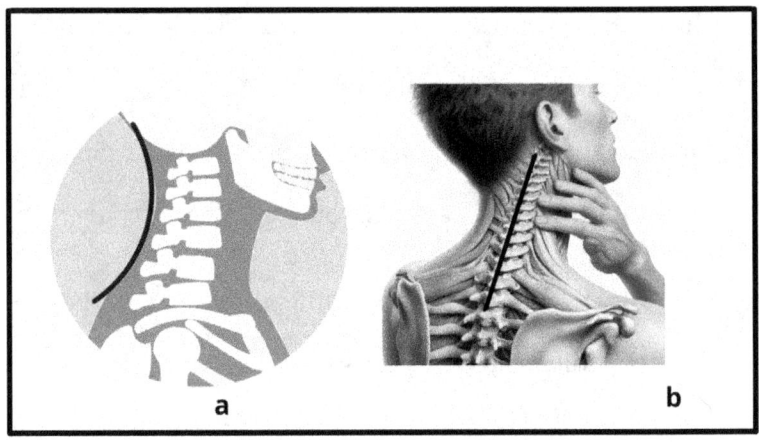

Fig. (a) Columna normal, (b) Imagen de rectificación de curva

CAPÍTULO 8

¿QUÉ ES EL DOLOR?

Si buscamos en diferentes fuentes el significado de la palabra "dolor" encontraremos múltiples respuestas, especialmente porque el ser humano tiene su propio receptor y "termómetro" para medirlo. Cada ser posee una percepción particular de su dolor y dependerá de diferentes factores, desde la parte física hasta emocional. Parece que se debe solo a estos dos aspectos, pero no es así. Tiene una base bastante amplia ya que el dolor en sí es único y su presencia se puede medir evaluando físicamente a la persona pero el área emocional es mucho más complicada, lo que hace la tarea difícil de cuantificar con exactitud.

El dolor en sí es una manifestación del cuerpo ante un peligro o una amenaza a su supervivencia y bienestar; puede ser algo repentino o puede ir apareciendo de a pocos. Lo cierto es que sin el dolor como alarma, no podríamos sobrevivir.

El dolor es algunas veces necesario.

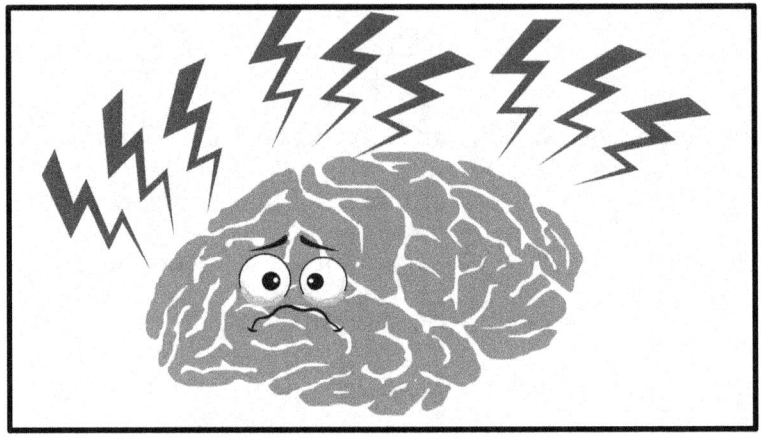

Fig. El cerebro y su respuesta frente a las emociones

¿POR QUÉ SE GENERA DOLOR?

SEÑALES QUE IGNORAMOS

Según la Organización Mundial de la Salud, el 90 % de la población mundial sufre al menos un episodio de dolor de espalda en su vida. El primer lugar están las lumbalgias y el segundo son las cervicalgias o dolores de cuello. En los niños se pueden presentar episodios de dolor de cuello desde los

5-6 años. En estos casos los dolores así como vienen también se van. Lo que no se sabe es si deja una condición de predisposición a futuros dolores.

El problema real radica en la poca importancia que se le presta al primer síntoma de dolor, tanto en niños como en adultos.

Cuando la aparece la primera señal, en el 99% de las personas puede pasar desapercibida (salvo en caso de accidentes o enfermedades), por eso no se hace nada al respecto.

La cervicalgia, dentro de los dolores de columna, es la segunda zona que más problemas presenta dentro de las estadísticas mundiales, significando gran causa de ausencia laboral y consultas médicas.

Lamentablemente, en la mayoría de los casos, las crisis se repiten en el transcurso del tiempo porque no son tratadas en toda su complejidad física y emocional.

¿POR QUÉ ES TAN FRECUENTE EL DOLOR DE CUELLO?

Es la zona que sostiene el peso de la cabeza y está asociada emocionalmente al miedo, preocupaciones, negatividad, desesperación o incapacidad de expresar emociones.

¿Cómo funciona la parte física?

Los músculos que se encuentran en la parte posterior del cuello llamado nuca, se contraen constantemente, manteniendo así la posición erguida de la cabeza en contra de la fuerza gravitacional. Esta fuerza tiende a llevarnos hacia adelante y abajo, la única forma de luchar contra ella, es manteniendo la cabeza y el cuerpo erguido, lo que significa, un constante trabajo de los músculos antigravitatorios.

La función de los músculos antigravitatorios es un trabajo en "modo" automático, no se piensa, es una actividad automática. El único momento que descansa, es cuando estamos acostados. Estos músculos evitan que la cabeza caiga hacia adelante y abajo.

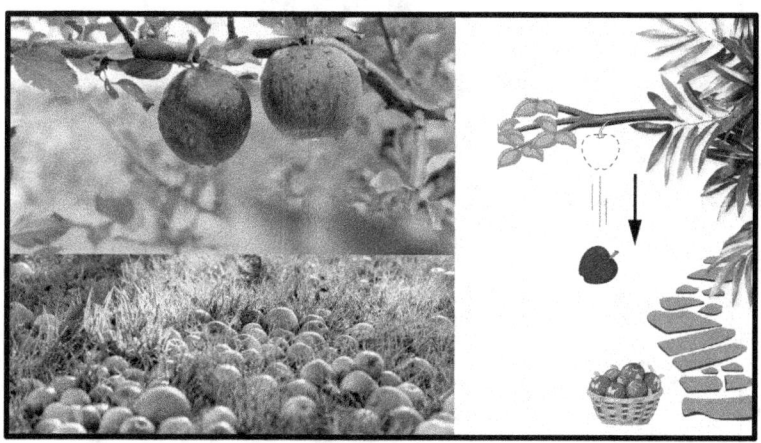

Fig. Fuerza de la gravedad sobre los objetos

El efecto de la fuerza de gravedad puede multiplicar el esfuerzo realizado por los músculos antigravitatorios en el cuello hasta en 5 veces su peso, que tomando en cuenta el peso real de la cabeza de 8 a 10 kilos, representa de 40 a 50 kilos.

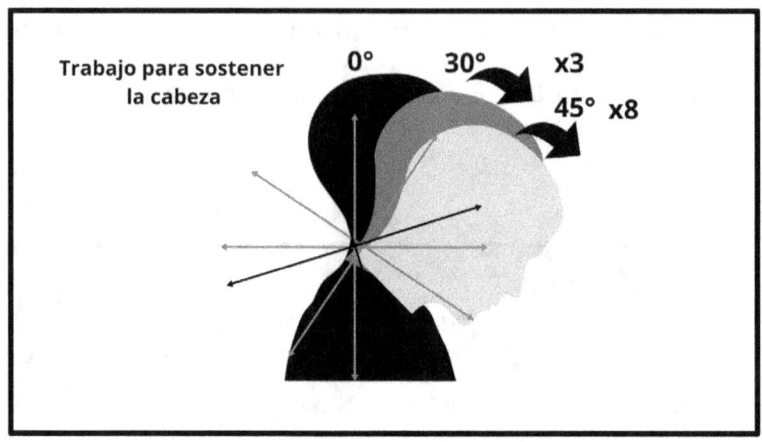

Fig. Cómo incrementa el peso de la cabeza dependiendo del grado de inclinación

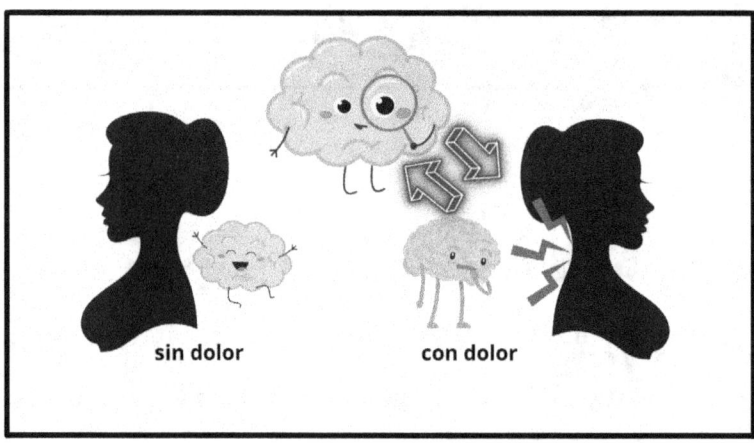

Fig. Las señales que llegan al cerebro

Los músculos cervicales tienen gran responsabilidad en la movilidad de la cabeza y todo lo que de ello depende (Capítulo 2, pág. 23) por ello tienen un trabajo arduo y constante.

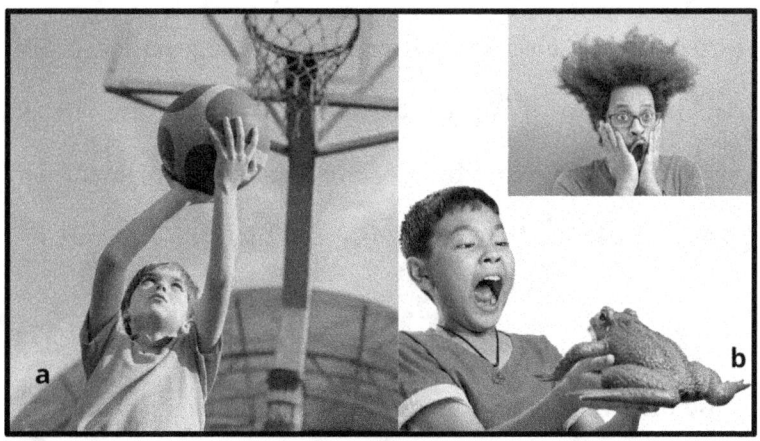

Fig. (a) Reacciones conscientes, (b) Reacciones inconscientes

Gracias a la gran movilidad de la zona con una carga desproporcionada, en el 90% de los casos un uso desconsiderado de nuestro cuerpo, aumenta grandemente la acumulación de estrés en la zona cervical y hombros.

La misión del cerebro es obedecer las órdenes que se dan en forma consciente, pero existen órdenes que el cerebro determina, a través de una serie de mecanismos reflejos y es cuando percibe una situación que pone en peligro la integridad física o emocional de la persona. Todo aquel esfuerzo que se realiza por encima de la capacidad propia del individuo o su exposición a algún grave riesgo, provocará una reacción de emergencia, la primera será cansancio, luego fatiga hasta llegar al bloqueo o crisis.

Llegamos a sentir entumecimiento, dolor y bloqueo de la función como mecanismo de protección frente a una agresión.

Es bajo la relación acción-respuesta que empezamos a comprender por qué se producen los espasmos musculares, los bloqueos y contracturas, asociados a mucho dolor e incapacidad funcional.

Nosotros vamos generando este proceso al ignorar las señales de alerta que se van manifestando antes de sufrir una crisis.

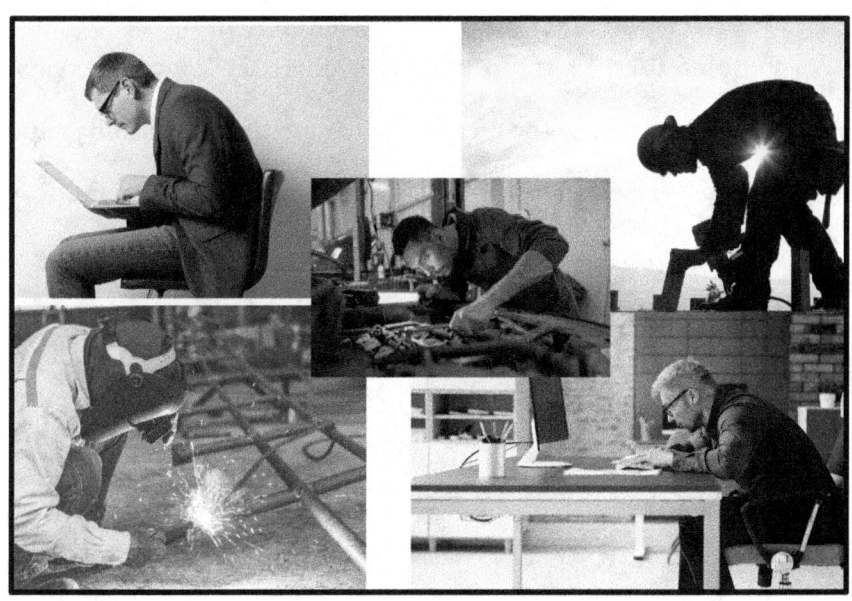

Fig. Malos hábitos en el día a día

DIFERENTES FORMAS DE PERCIBIR EL DOLOR DE CUELLO

Los dolores del cuello se presentan usualmente con dos manifestaciones: el dolor específicamente en el cuello y los dolores asociados o referidos como el ángulo cérvico-braquial, brazos o zona de espalda media, éste último grupo es el más frecuente por la existencia de músculos y ligamentos que nacen del cuello y se dirigen hacia los miembros superiores o brazos.

¿Cuándo encontramos dolor centralizado en el cuello mismo?

Una de las causas es el dolor centralizado y focalizado en la columna misma, se debe a mal uso de los movimientos del cuello o posturas que estresan esta zona. También a la presencia de artrosis0 algún fenómeno inflamatorio.

¿Por qué es más frecuente un dolor combinado cuello-hombro?

Dentro del campo de la fisioterapia es común encontrar gran cantidad de casos de dolor de cuello o cervicalgia que vienen asociados a otros problemas. Por ser una área muy sensible y de gran trabajo, el cuello tiene una relación cercana con la movilidad de los hombros. Es importante conocer este vínculo para entender la causa de ciertas sensaciones que pueden llegar a poner en duda la verdadera causa del problema.

Es frecuente padecer incomodidad y rigidez de cuello, movimiento y también percibir otras molestias o alteraciones.

Las manifestaciones dolorosas más comunes que pueden asociarse a problemas cervicales son:

1. Dolor en la zona de la escápula, especialmente en la zona interna, suele ser de un solo lado, rara vez afecta ambos.

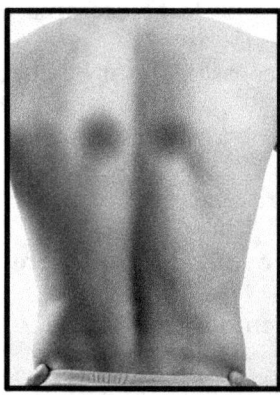

Fig. Dolor en la zona interna de la escápula

2. Dolor en el ángulo superior del músculo trapecio, donde se puede palpar tensión. En algunos casos es oscilante. Esta zona puede afectar el movimiento de la articulación del hombro considerándose como cérvico-braquialgia por afectar tanto el cuello como el brazo.

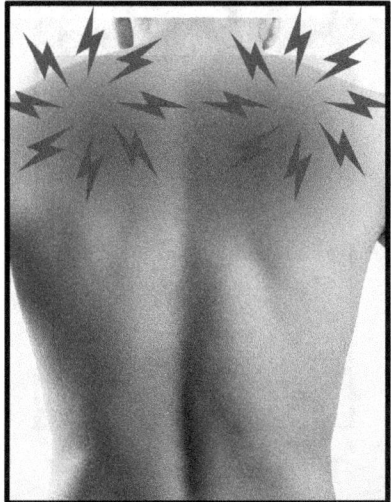

Fig. Músculo Trapecio

3. Dolores cérvico-occipitales, es decir detrás de la nuca, justo entre el límite de la base de la cabeza y el inicio del cuello. Se suele tener sensación de presión o compresión.

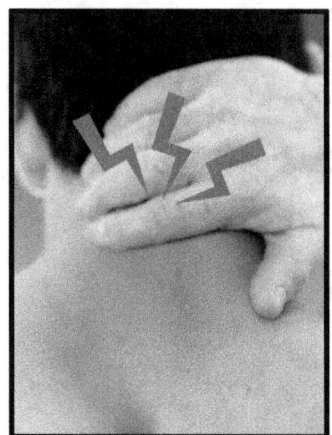
Fig. Dolor en la base de la cabeza

4. Migrañas, que es el dolor de cabeza que se caracteriza por mayor sensibilidad a la luz y a los ruidos. El dolor puede sentirse también en los ojos. Hay otros factores que la desencadenan, no solo los problemas en la zona cervical.

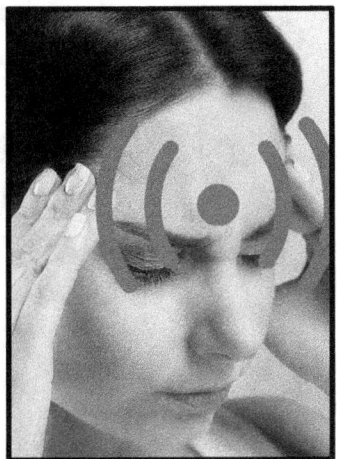

Fig. Migraña

5. Cefaleas o dolor de cabeza que se perciben como sensación de gran presión en la cabeza, algunas personas lo describen como "Un casco que va oprimiendo". Además estos casos están asociados a un incremento de la sensibilidad del cuero cabelludo.

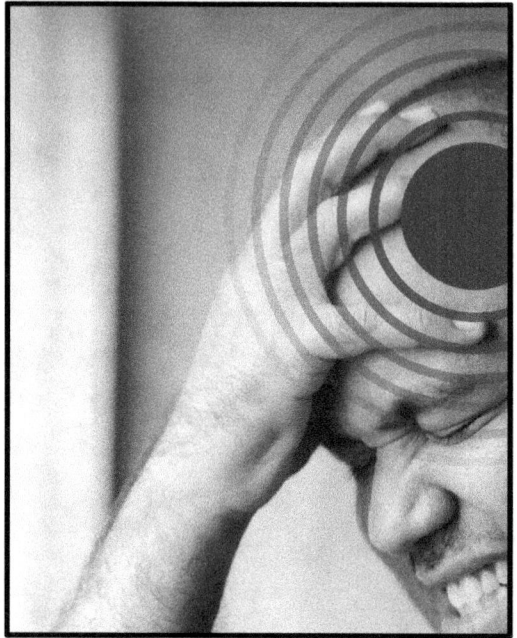

Fig. Cefaleas

6. Dolor de mandíbula, con tensión en los músculos de la masticación. La persona refiere que al masticar cosas algo duras se incrementa el malestar en el cuello, como una conexión cercana. Algunas veces está relacionado con el bruxismo que es el hábito de

algunas personas de apretar muy fuerte los dientes. Está asociado al estrés emocional.

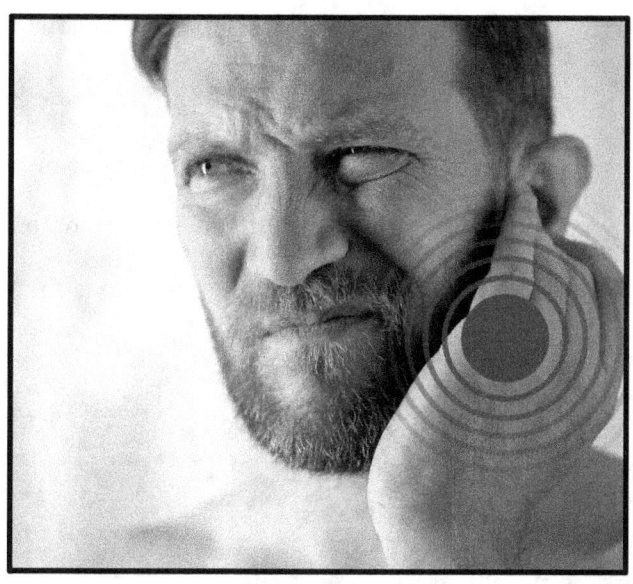

Fig. Dolor mandibular

7. Los problemas cervicales pueden afectar la sensibilidad y fuerza del miembro superior, puede presentarse con adormecimiento, hormigueo y falta

de fuerza en la mano o los dedos, dependiendo el nivel de cuello que está comprometido.

8. En las cervicalgias o dolores de cuello también podemos observar manifestaciones sensoriales como vértigo, presencia de ruidos en los oídos o tinnitus, mala concentración, pérdida de memoria, y náuseas entre otras más.

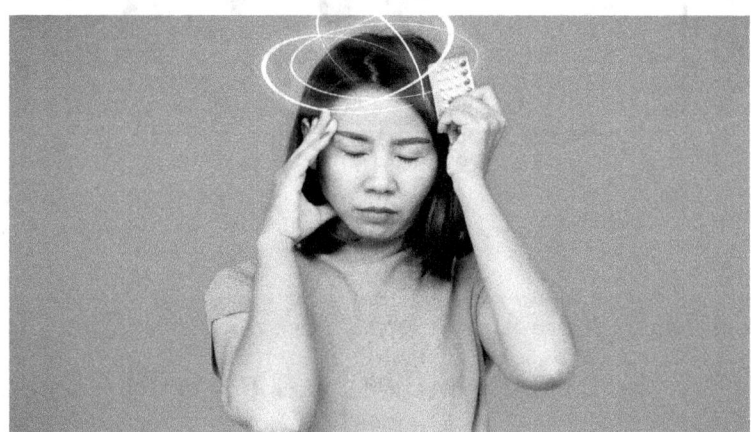

Fig. Mareos

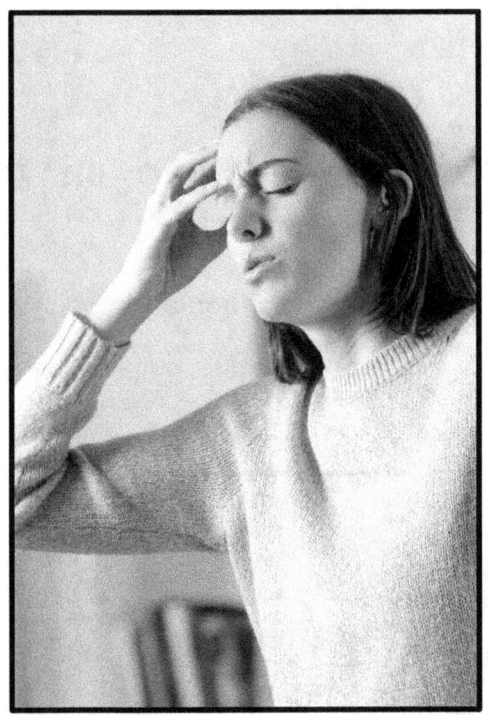

Fig. Vértigos

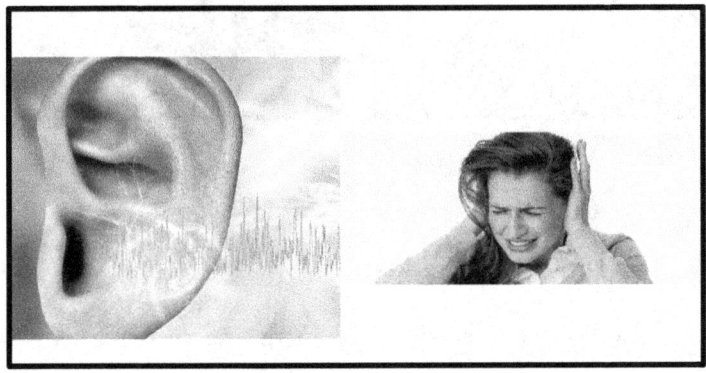

Fig. Ruidos molestos o tinnitus

CAPÍTULO 9

DOLOR CUELLO - HOMBRO - BRAZO

El dolor cervical que invade hombro y brazo es común y suele deberse al compromiso por compresión de los nervios que emergen entre las vértebras.

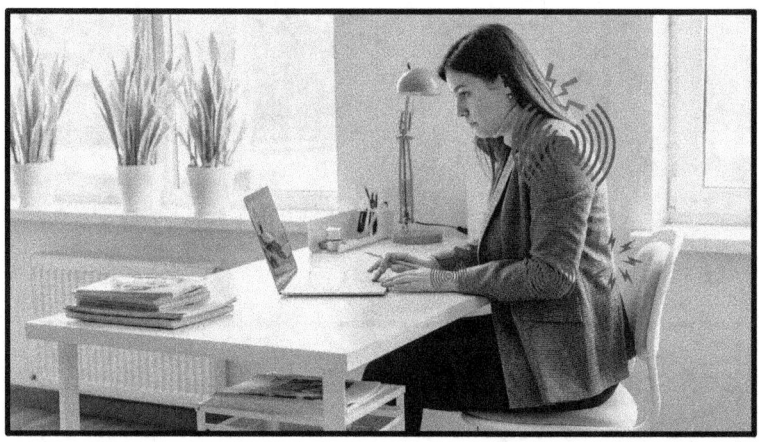

Fig. Dolor de cuello, hombro y brazo

La causa más frecuente es la **hernia discal**.- Es cuando la masa gelatinosa que se encuentra en el medio del disco que hay entre una vértebra y otra, rompe el anillo que la contiene y la masa sale comprimiendo al nervio más cercano. (Véase Capítulo 3)

¿ CÓMO SE FORMA UNA HERNIA DISCAL?

La formación de una hernia discal es lenta y progresiva, por efecto acumulativo de esfuerzos, las causas más frecuentes son:

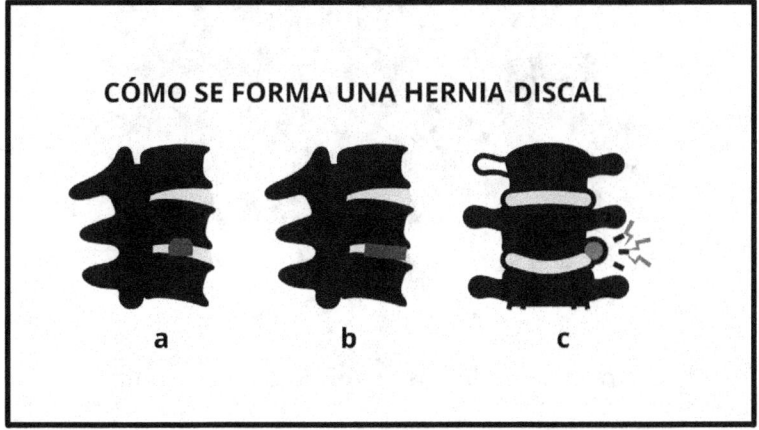

Fig. (a) Columna normal, (b) Disco dilatado, (c) Ruptura o hernia

a. **Contracturas musculares** que provocan presión constante sobre los discos provocando la ruptura progresiva del anillo que lo envuelve. (Efecto mordida del alfajor).

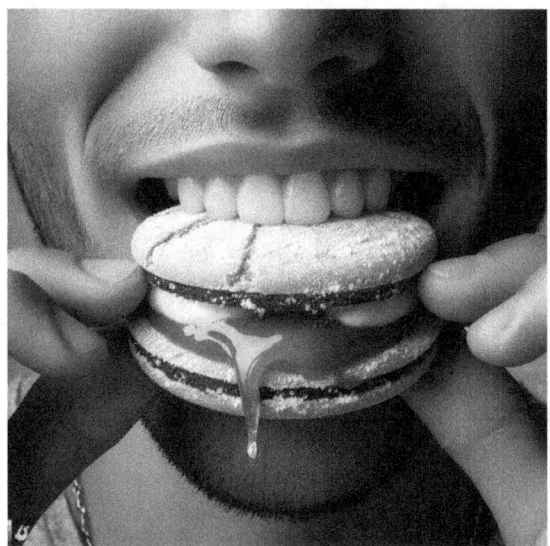

Fig. Cuando se muerde el alfajor la crema se va en sentido opuesto.

b. **Alteración del alineamiento de la columna:**
   La escoliosis es la curvatura anormal de la columna que pierde su línea vertical (como se muestra en la imagen)

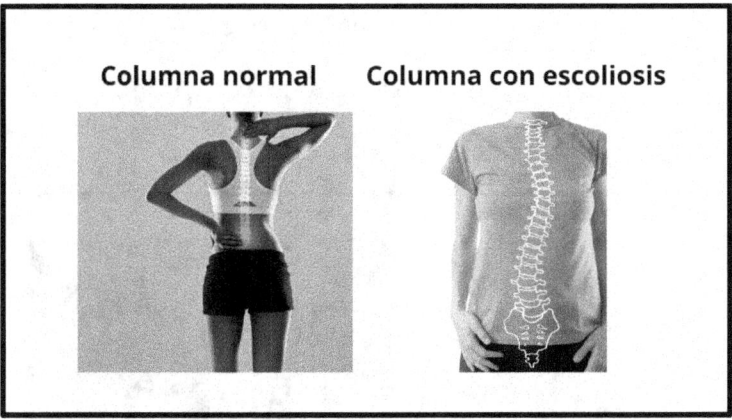

Fig. Izquierda. Columna alineada, Derecha. Columna desviada o escoliosis

En la mayoría de los casos es hereditaria y en el menor de ellos es por alteración de alguna estructura que sirve de sostén y provoca una lateralización del trabajo. La desviación en un nivel de la columna suele ser compensada por el resto de ella copiando la desviación en sentido opuesto, esto ocurre mantener el equilibrio y la armonía muscular. Muchas veces no es evidente a simple vista, solo en casos muy extremos. La escoliosis en sí no es la causante de hernias discales pero, al haber una carga mayor en los bordes de las vértebras que se desvían, aumenta la presión de los discos y como consecuencia, la presencia de hernias.

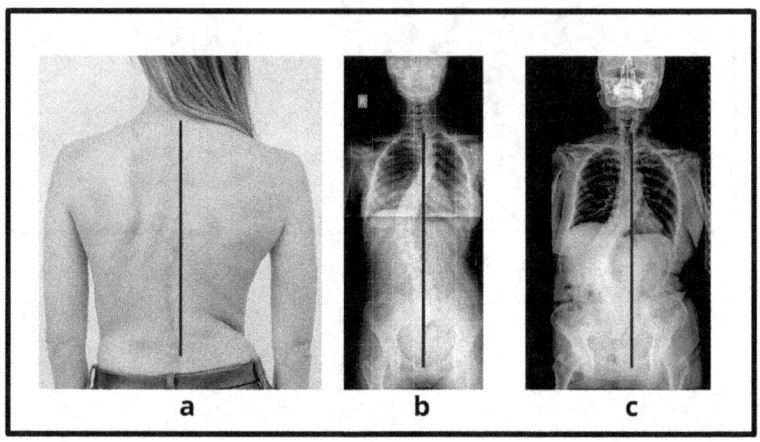

Fig. (a) Escoliosis leve, (b) Escoliosis moderada, (c) Escoliosis severa

La listesis es una pérdida de la continuidad o alineación de las vértebras que puede provocar una compresión en la zona donde se padece. Suele presentarse desde el nacimiento y dependiendo de su gravedad puede causar la compresión leve o severa de una raíz nerviosa.

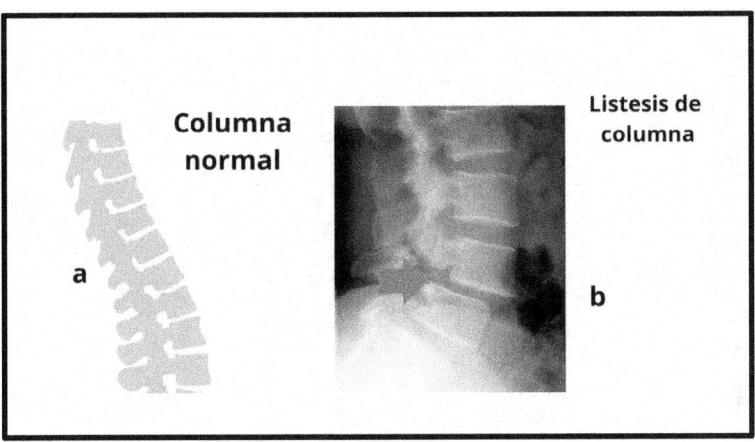

Fig. (a) Columna alineada, (b) Se pierde la alineación de las vértebras

c. **Procesos de desgaste como la artrosis.-** Se va perdiendo el espacio de los discos que protege a las vértebras del roce y disminuye el tamaño de los conductos por donde pasan los nervios, causando dolor en el hombro y brazo.

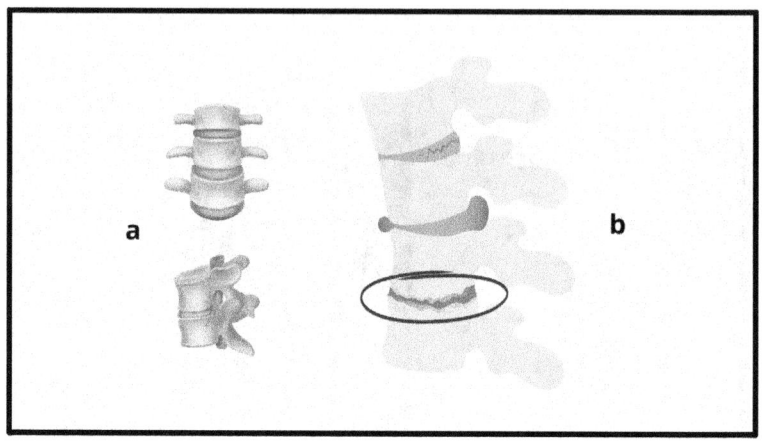

Fig. (a) Discos conservados, (b) Pérdida y deformación del disco

d. **Enfermedades reumáticas.-** que causan inflamación o alteración de la estructura de toda la columna vertebral. Si los problemas inflamatorios no se logran controlar puede verse afectada en forma definitiva toda la estructura de la columna e inclusive provocar una unión o fusión vertebral.

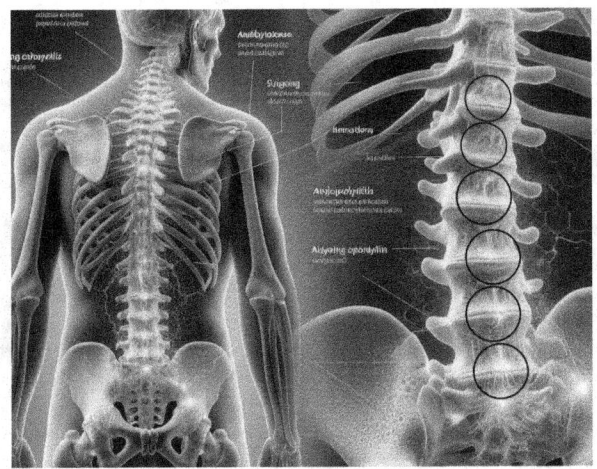

Fig. Imagen mostrando inflamación de toda la columna vertebral

e. Presencia de quistes o tumoraciones que obstruyen la salida de una o varias raíces nerviosas provocando dolor irradiado hacia el hombro y brazo.

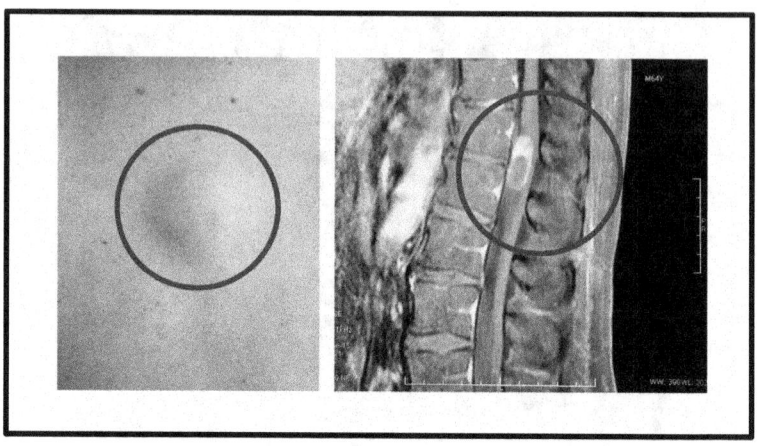

Fig. Izquierda, Quiste en la columna, Derecha, Tumoración

CAPÍTULO 10

CAUSAS Y COMPLICACIONES DEL DOLOR CERVICAL

Como se vio en los capítulos anteriores, el dolor de cuello puede permanecer solo en el cuello o abarcar áreas cercanas hasta involucrar todo el miembro superior (hombro, brazo, antebrazo y mano).

El ciclo de dolor debe romperse para evitar que el cuadro desarrolle mayor limitación, y si el ciclo continúa, cada vez será más difícil lograr la " funcionalidad y normalidad".
El progreso del dolor desde su inicio va creando una serie de reacciones bioquímicas que se van transformando en un estado más doloroso. Es necesario interrumpir el proceso para no desencadenar una crisis.

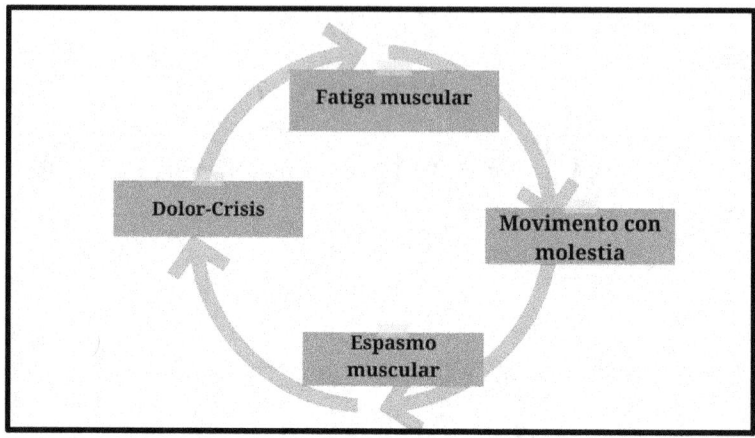

Fig. Ciclo de creación de la crisis

Para describir los niveles de compromiso en forma sencilla primero lo dividiremos de la siguiente forma:

Dolor de cuello.- Como se describe en el Capítulo 7, existen múltiples razones por las que pueden desencadenarse dolores en el cuello, es un área muy sensible y delicada que debe sostener el peso de la cabeza, que como se explicó anteriormente oscila entre 8 a 10 kilos.

Dolor de cuello y nuca.- Molestia e incomodidad en ésta zona, desde la base de la cabeza hasta el inicio de la primera costilla. El dolor en esta zona puede estar asociado al estrés emocional, malas posturas, mucho esfuerzo con los brazos extendidos hacia adelante o hacia arriba, entre otras. No hay bloqueo ni limitación del movimiento y suele desaparecer con el reposo.

Cervicalgia .- Dolor permanente en la zona cervical o cuello. Se considera una cervicalgia cuando hay constantes sensaciones de dolor y disminución de la movilidad de la cabeza, especialmente en las rotaciones e inclinaciones. Suele ser más intenso en un lado, esto se hace evidente al comparar la capacidad de movimiento hacia la izquierda y derecha. Cuando el dolor se instala en forma constante, tiende a involucrar o combinar el dolor de cuello con la zona dorsal alta. Aquí el dolor puede desencadenar dolor de cabeza, mareos, rigidez (mencionado en Capítulo 8)

Tortícolis. - Es la presencia de un acortamiento o espasmo muscular en los músculos de un lado del cuello que limitan severamente el movimiento normal de la zona o el bloqueo del cuello hacia cualquier otra dirección. La cabeza se muestra con falta de simetría entre cuello y hombros. Puede ser de nacimiento o del lactante, postural o traumática.

En la tortícolis del lactante, se presume que la posición en el vientre materno durante la última etapa de gestación puede ser la causa, la actitud de la posición de la cabeza del recién nacido es lo que pone en evidencia el problema, el dolor o incomodidad aparece cuando se intenta corregir dicha actitud. La solución suele ser en la mayoría de los casos fisioterapia y en otros, cuando el diagnóstico es tardío, puede ser la cirugía.

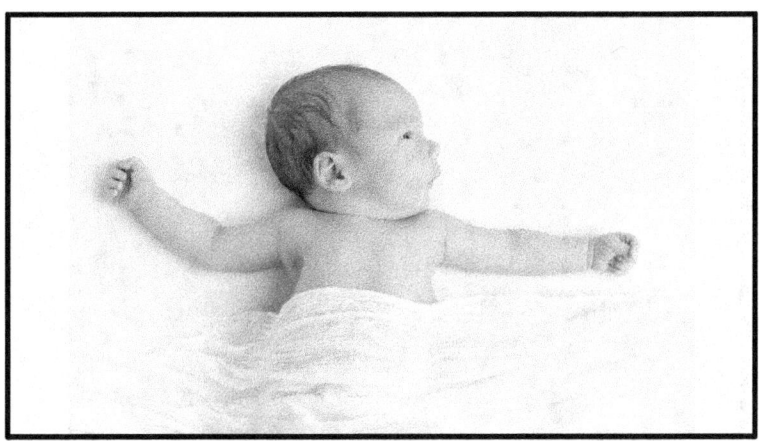

Fig. Tortícolis del lactante

La tortícolis o lateralización de la cabeza y el cuello por una reacción muscular en el músculo esternocleidomastoideo y/o el trapecio de un lado, suele acompañarse con mucho dolor y la incapacidad de recuperar la postura correcta de la cabeza, es la presencia del dolor intenso que bloquea el movimiento. En estos casos el dolor alimenta el espasmo muscular por ello se sugiere el uso de un collarín blando como soporte y fisioterapia.

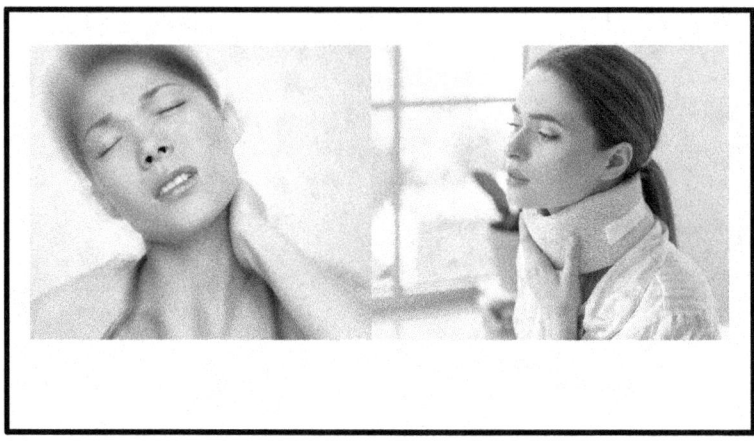

Fig. Tortícolis

Otras causas frcuentes:

Tensión muscular

Los músculos del cuello sufren mayor estrés y tensión cuando la posición de la cabeza sale del eje central, provocando un esfuerzo exponencial en los músculos, ya que mientras más adelante se encuentra la cabeza, el esfuerzo será mucho mayor. Esto se ve frecuentemente en el uso de la computadora, personas que cuidan bebes o niños pequeños, costureras, dentistas, es decir, en las personas que desarrollan labores que demandan la manipulación de objetos que se encuentran por debajo del nivel adecuado de trabajo.

a. Entre las causas más comunes hoy en día se encuentra el uso del celular, en este caso, los especialistas han nombrado a esta posición "**Cuello roto**", la inclinación hacia adelante y abajo de la cabeza es muy dramática.

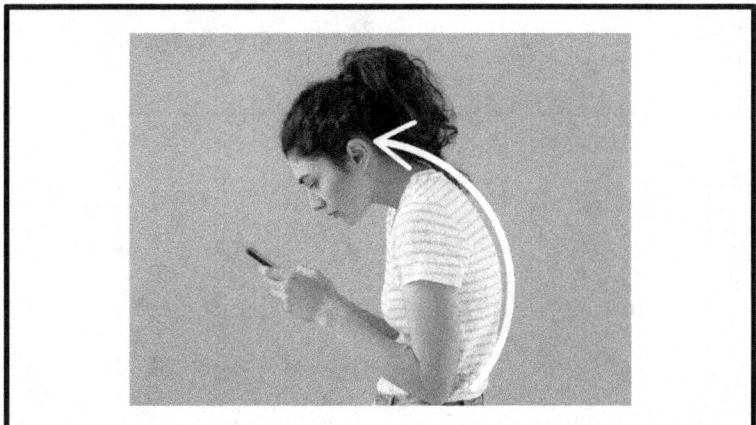

Fig. "Cuello roto"

b. La tensión generada por la posición **"manos libres"**, es decir, se coloca el celular entre el hombro y la oreja, lo que obliga a tener el cuello en tensión y flexión lateral, generando estrés en ambas zonas, la que contiene el celular y la opuesta.

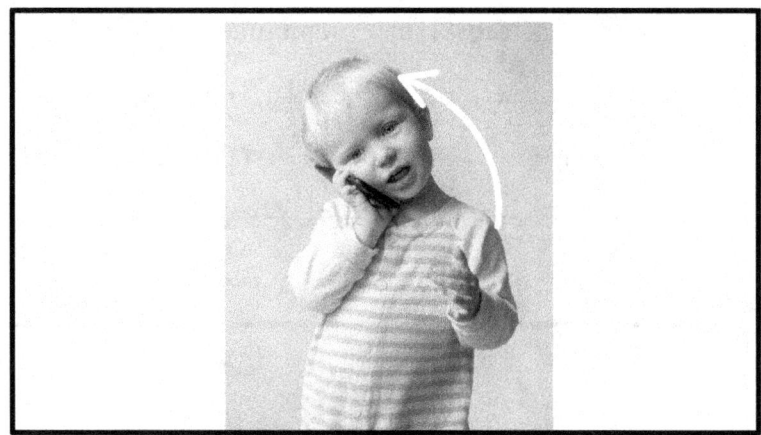

Fig. "Manos libres"

c. Cabeza inclinada hacia arriba. Otra de las posiciones que genera tensión muscular en el cuello es la que adoptan los trabajadores que deben tener inclinada la cabeza arriba y ligeramente atrás como los electricistas, pintores, empleados de construcción, etc.

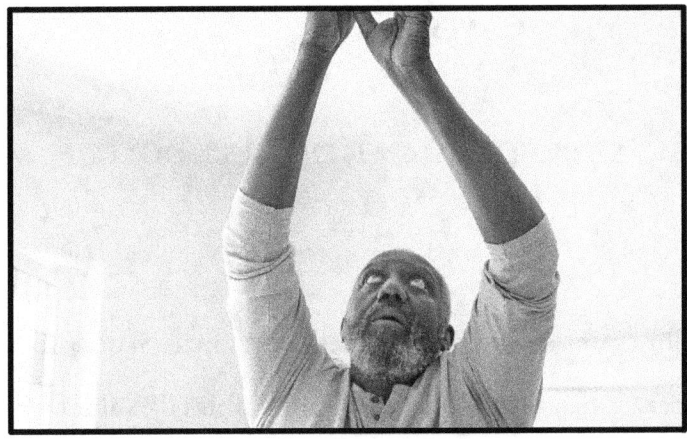

Fig. Hiperextensión de cuello

CAPÍTULO 11

¿CÓMO SE PUEDE CUANTIFICAR EL DOLOR?

El dolor es una sensación totalmente personal . Si deseamos conocer su magnitud, existen algunas tablas de valoración que pueden ayudar.

Debemos calificar los siguientes parámetros para acercarnos a nuestra respuesta:

1 Auto valoración.- La persona que padece el dolor lo calificará en base a su propia percepción, por ello se le debe guiar para expresarlo lo más cercano al valor real.

2. Tipos.- Se valoran la variedad de molestias. Mientras que en algunos casos el dolor es solo como hincón, existen otros casos donde hay dolor tipo quemazón y presión. Es muy subjetivo.

3 Zona.- Cuán extensa es el área afectada y/o limitada. Puede estar centrado en el cuello o puede estar expandido hasta el hombro.

4 Actividades de la vida diaria (AVD).- Qué tan limitada se siente la persona en su día a día (dormir, estar sentado, estar de pie, bañarse, conducir, vestirse y desvestirse, manejar vehículos pesados, etc.).

5 Sentado.- La tolerancia a permanecer sentado y las posibles dificultades que pueda percibir en esta posición.

6 De pie.- La tolerancia a permanecer de pie. Aquí vale la pena resaltar la importancia de usar zapatos adecuados para no generar vibración y tensión muscular durante la marcha.

7 Marcha.- Molestias al caminar, dificultad para realizar el paso, resistencia a la marcha según la distancia.

8 Movilidad de columna.- Si hay compromiso en el movimiento en cualquier dirección en algún nivel del cuello.

9 Actitud postural.- Se valora cuán difícil es para el paciente mantener una postura equilibrada y erguida.

10 Sensibilidad.- Si hay disminución o pérdida de la sensibilidad en alguna zona del cuerpo a raíz del dolor. También se puede hallar un incremento de la sensibilidad, que se presenta en ciertos casos.

11 Hormigueos.- Puede sentir hormigueo en alguna zona, lo que es señal de compromiso nervioso, es similar a cuando empieza o presenta un calambre.

12 Dolor muscular.- Cuando hablamos de dolor de cuello, por lo general hay dolor en una zona precisa del cuerpo que corresponde a los músculos comprometidos. Es fácil señalarlos, es muy preciso.

13 Espasmo muscular.- Cuando el dolor muscular viene además acompañado de un incremento de volumen del músculo. La reacción del músculo es limitar el movimiento como mecanismo de protección, generando una contracción que no logra relajar.

14 Fuerza muscular.- Se puede encontrar una disminución de la fuerza muscular que se asocia con fatiga y cansancio del cuello y hombros así como la dificultad para realizar movimientos simétricos.

15 Flexibilidad.- La movilidad y elasticidad varían de persona a persona desde el nacimiento. La valoración debe ser totalmente objetiva, tomando en cuenta antes y después del episodio de dolor. La flexibilidad y/o movilidad es la capacidad de lograr que partes de nuestro cuerpo realicen movimientos completos y sin limitación. Tomar en cuenta también la valoración comparativa.

16 Capacidad de relajación.- A veces resulta difícil desconectarse de la presión laboral/personal/familiar en algún momento del día. Es aquí donde vemos cuán a menudo interrumpimos una actividad que causa estrés emocional o postural. No olvidar que el cuello y los hombros suelen ser muy sensibles al estrés.

17 Sueño.- El sueño se ve comprometido por el dolor, el dolor lo despierta, el dolor aumenta durante la noche, hay un severo compromiso de la continuidad del sueño. Usualmente no se encuentra una posición cómoda.

18 Actividad laboral.- Si las actividades laborales se ven comprometidas y qué tan limitadas están. Dependiendo si la actividad laboral es más de escritorio, o de campo, con demanda física que no se puede cumplir por el dolor.

19 Actividad recreativa.- Si las actividades de recreación como caminatas, paseos, reuniones sociales y recreativas, etc., se ven afectadas por el dolor.

20 Actividades deportivas.- Cuando la práctica del deporte se ve afectado y cuánto. Aquí no es necesario que se trate de un deporte competitivo sino, qué tan limitada está la actividad usual.

Existen varias escalas de valoración. Usaremos la escala del 1 al 5

ESCALA DE VALORACIÓN

De acuerdo a esta tabla, la valoración que es totalmente subjetiva se puede acercar un poco más a una objetiva y clara.

¿Cómo se aplica?

Tomando en cuenta ésta escala de valoración, se calificarán cada uno de los 20 puntos antes señalados.

Sugerencia: Esta tabla tiene como finalidad dar una herramienta fácil para que cada persona que está empezando con un dolor de cuello o cualquier otro tipo de dolor en el cuerpo, en cualquier nivel, tenga la capacidad de realizar un autoexamen en forma rápida y personal.

Tabla para valorar el dolor

Valoración de dolor	Fecha	Fecha
1 Autovaloración		
2 Tipos		
3 Zonas		
4 AVD		
5 Sentado		
6 De pie		
7 Marcha		
8 Movilidad		
9 Actitud postural		
10 Sensibilidad		
11 Hormigueos		
12 Dolor muscular		
13 Espasmo		
14 Fuerza		
15 Flexibilidad		
16 Relajación		
17 Sueño		
18 Actividad Laboral		
19 Actividad Recreativa		
20 Actividad. Deportiva		
Total		

ESCALA DE VALORACIÓN

Puntaje por concepto

Grave trastorno	**01**	20%
Gran trastorno	**02**	40%
Serio trastorno	**03**	60%
Ligero trastorno	**04**	80%
Normal	**05**	100%

CALIFICACIÓN FINAL

A. De 81 a 100 puntos Normal

B. De 61 a 80 Funcional

C. De 41 a 60 Crónico

D. De 20 a 40 puntos CRISIS

Una vez completado éste autoexamen, se procederá a sumar las calificaciones del 1 - 5 , El porcentaje máximo será 100% calificaciones del 1 - 5 , El porcentaje máximo será 100%

Interpretación según los resultados

De 81 a 100 puntos: **NORMAL**
- 100% funcional, trabajo y actividades deportivas
- 100% - 95% Asintomático o ninguna molestia

De 61 a 80 puntos: **FUNCIONAL**
- Puede trabajar, no deportes, no actividades excesivas o bruscas
- Malestar al excederse de lo normal

De 41 a 60 puntos: **CRÓNICO**
- Limitaciones en algunas actividades
- Dolor continuo, intensidad variable

- Tomar medicinas con la aparición del dolor

De 20 a 40 puntos: **CRISIS**
- Serias limitaciones en todas sus actividades
- Dolor intenso continuo
- Reposo absoluto o relativo estricto
- Tratamiento farmacológico: antiinflamatorios,

Curva de evolución del dolor, las recaídas son parte del proceso (1), como se muestran en la siguiente imagen:

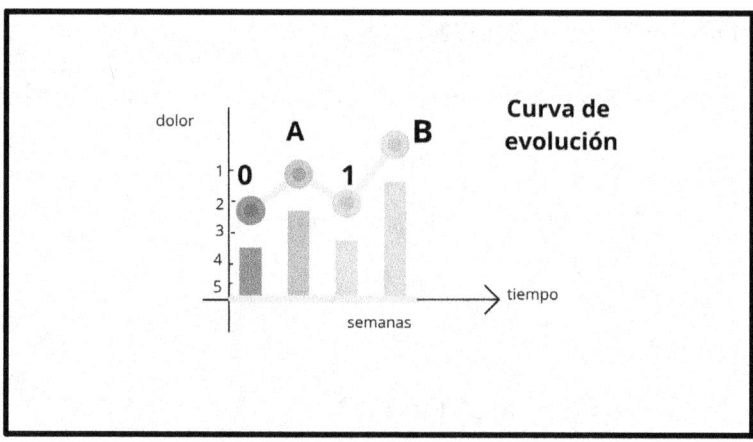

Fig. Proceso de recuperación

Las líneas ascendentes son momentos de mejoría (A) y las que se inclinan abajo son recaídas (1) que no llegan al dolor inicial(0), puede haber múltiples momentos de dolor pero ninguno regresa al nivel anterior. Lo más importante es llegar al punto B.

Caso 1

Una mujer de 35 años, estudia por las noches y trabaja como asistente en un consultorio dental. Duerme menos de 5 horas al día y por lo general se despierta varias veces en la noche por dolor. No encuentra posición de descanso. El dolor es tipo quemazón, se localiza en la nuca y en el hombro derecho. Ha recurrido a los analgésicos y antiinflamatorios, pero a pesar de que puede realizar sus actividades, el dolor no le permite llevar una rutina normal. No ha perdido fuerza pero sí movilidad.

Frente a este caso, y con toda la información usaremos la tabla de valoración para encontrar el nivel en el que se encuentra el dolor.

Autovaloración	mucho dolor	2 puntos
Tipo	Tipo quemazón	2 puntos
Zona	Irradiado a hombro	2 puntos
AVD	Con dolor	3 puntos
Sentado	No aumenta	4 puntos
De pie	Puede sin dolor	5 puntos
Marcha	Dolor al pisar	3 puntos
Movilidad	Severa limitación	1 punto
Actitud postural	Severa alteración	1 punto
Sensibilidad	Sin compromiso	5 puntos

Hormigueos	No hay	5 puntos
Dolor	Muy limitante	1 punto
Espasmo muscular	Movimiento bloqueado	1 punto
Fuerza muscular	Leve disminución	4
Flexibilidad	Gran limitación	1
Sueño	Alterado	2
Actividad laboral	Limitado	2
Actividad recreativa	Mucha incomodidad	2
Actividad Deportiva	No puede por dolor	1

Total: 47 puntos

Interpretación del resultado según la escala de valoración: es un caso de dolor CRÓNICO

- Limitación en algunas actividades
- Dolor continuo e intensidad ondulante
- Uso de medicación y/o agentes térmicos en episodios de mayor dolor.
-

Es importante reconocer la diferencia entre el estado CRÓNICO y estado AGUDO. Si bien es cierto que este cuadro crónico se acerca más a una calificación de dolor agudo, el permanecer la mayor parte del proceso de recuperación en cronicidad sin caer en dolor agudo nos llevaría a una mejoría paulatina, lo que significa llegar a estado FUNCIONAL y posteriormente a NORMAL.

CAPÍTULO 12

MÉTODOS DE AYUDA CONTRA EL DOLOR

Desde los inicios de la historia tenemos el dolor como parte de la experiencia humana, por ello según las culturas, de acuerdo con D. Abejón, J. Ortiz y. J.R. Pérez en la ***Revista de la Sociedad Española del Dolor,(año 2023 volumen30 suplemento 1),*** el dolor se ha enfrentado en la época primitiva con la creencia de demonios en el cuerpo y usaban plantas, sangre de animales, calor y frío.

En el Antiguo Egipto el dolor era considerado un castigo de los Dioses, ellos usaban plantas, opio, y otros narcóticos vegetales para tratarlo. Los Incas peruanos usaban la hoja de coca, los Mayas usaban alcaloides del tipo atropina y escopolamina. En la China usaban la acupuntura y así podríamos continuar; pero lo cierto es que el dolor era visto según las creencias y las culturas como una forma de "castigar al cuerpo", "purificación", "pena", "impureza", etc.

Hoy, en pleno siglo XXI, todavía se siguen usando hierbas y mezclas extrañas que al parecer les dan resultado a quienes las aplican y calman de alguna forma el dolor, es ello o su fe y confianza incondicional que hacen su parte.

Lo que puedo agregar a este pequeño paso por la historia es que el dolor sigue siendo parte de la existencia del ser humano, y cualquiera sea la razón, no existe un momento en la vida de cada ser que no haya experimentado dolor, ya sea leve, moderado o muy intenso.

Definitivamente el dolor no debe ser una opción, hay quienes se resignan a sentirlo y a guardarlo como si se tratara de un bien precioso, la realidad es que no lo es.

Nuestra actitud frente al dolor debe ser *tratarlo y/o evitarlo.*

RECURSOS

Hablemos de los agentes físicos que conocemos y a los que tenemos acceso: El calor y el frío.

El calor.-

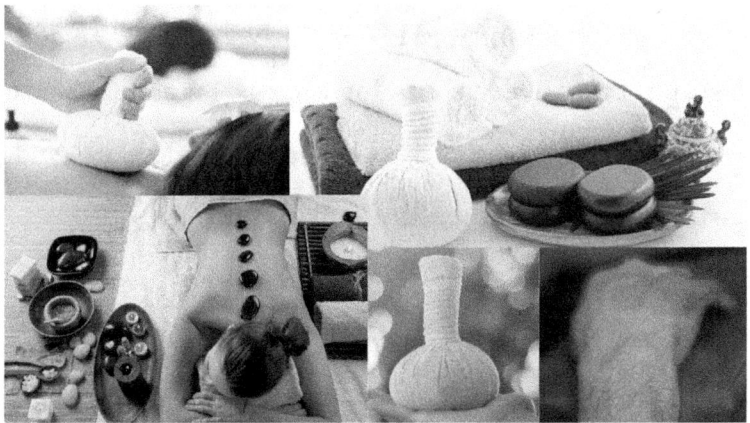

Fig. Diferentes fuentes de calor como piedras, emplastos, vapor, etc.

El calor causa un incremento de la circulación sanguínea, favoreciendo la llegada de nutrientes a la zona.

El tratamiento del dolor con calor debe ser indicado cuidadosamente, debe ser usado cuando el dolor no viene acompañado de inflamación, quiere decir, en la escala del 1-5 el dolor no puede pasar de 2. Dolor moderado sin crisis.

¿Cuántos tipos de calor hay?

De fácil acceso tenemos el calor húmedo y el calor seco, ambos proporcionados por una compresa o bolsa de agua caliente.

Si deseamos calor seco, la toalla que envuelve la compresa o bolsa, debe estar seca. La profundidad de su efecto es muy leve, por eso se usa en zonas donde la masa muscular es más superficial. En el caso del cuello puede ser de gran ayuda cuando hay estrés muscular por malas posturas.

Si deseamos calor húmedo, la toalla que envuelve la compresa o la bolsa, debe estar húmeda. En este caso, la sensación del calor puede ser mayor ya que el vapor que se acumula entre la piel y la compresa es mucho mayor que en el calor seco. Este tipo de compresas es muy eficiente porque el calor es más profundo, por ello se debe estar atento a colocar nuevas toallas entre la piel y la compresa para evitar quemaduras.

Indicaciones del calor.-
1- Relajar músculo
2.- Mejorar la circulación sanguínea y drenaje de sustancias de deshecho.

3.- Mejorar el movimiento

Contraindicaciones del calor.-

1.- Inflamación

2.- Heridas con o sin sangrado recientes.

3.- Dolores muy intensos o agudos, según escala de calificación del dolor del 1 al 5 , el dolor se puede percibir entre 4 y 5. (Vista anteriormente en la tabla de referencia)

4.- En caso de fiebre

5.- Traumas , contusiones o torsiones recientes.

6.- Edema de origen Linfático.

7.- Quemaduras.

8.- Observar con especial cuidado si la persona tiene sensibilidad anormal por algún problema adicional como diabetes, herpes etc.

Existen otros tipos de calor como los que se producen por radiación, pero ello es manejado por profesionales.

El frío o crioterapia.-

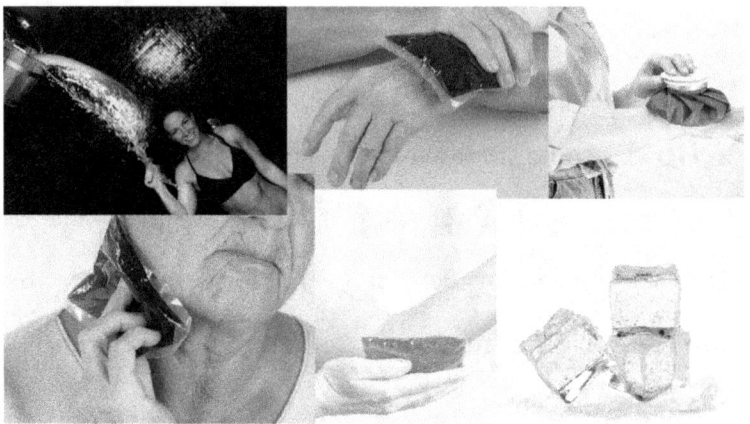

Fig. El uso del hielo, agua fría, compresas frías como alternativa.

El frío es un agente muy útil en la mayoría de los casos, su efecto de vasoconstricción ayuda a controlar tanto la inflamación como el dolor. Su uso se ha extendido a múltiples funciones y su fácil acceso puede controlar situaciones graves hasta tener la ayuda pertinente.

El frío o hielo puede evitar la formación de un hematoma, sangrado en caso de herida abierta, calmar un dolor muscular agudo en caso de trauma y hasta una migraña cuando es atendida desde sus inicios.

Desde mi experiencia personal, el hielo es uno de los recursos más sencillos y efectivos en dolores del sistema musculoesquelético del cuerpo.

El frío puede usarse en cualquier momento de un dolor o inflamación pero siguiendo siempre las mejores indicaciones de uso, (el hielo también puede causar quemaduras).

Indicaciones del frío.-

1.- Inflamación

2.- Dolor - dolor agudo e intenso

3.- Golpes y traumas por accidente

4.- Hemorragias

5.- Quemaduras

6.- Desgarros musculares recientes

7.- Fracturas para evitar hemorragias y edemas

8.- Se usa también como analgésico local.

Contraindicaciones.-

1.- Cambios de la sensibilidad en la zona, percepción o alteración de la conciencia.

2.- En golpes, hematomas o heridas que requieren ser drenadas y después de las 48 a 72 horas de producida la crisis o el trauma.

CAPÍTULO 13

ETAPAS SIGNIFICATIVAS DEL DOLOR
RECOMENDACIONES

Así como en la mayoría de las dolencias que afectan al sistema músculo-esquelético, hay tres etapas marcadas que se destacan por sus manifestaciones y características, estas son: Aguda, Subaguda, Crónica. Hay diferentes protocolos o métodos para abordar cada una de estas etapas, a criterio personal, he podido luego de un largo aprendizaje, desarrollar los siguientes:

Etapa Aguda.-

Cuando el episodio de dolor está en su máxima expresión, también se le puede denominar "crisis". Hay limitación severa del movimiento, puede haber calor local, rigidez muscular importante con bloqueo de las funciones básicas de la zona.

En la región cervical o del cuello, la etapa aguda puede venir acompañada de un repentino bloqueo del movimiento de la cabeza, gran dolor al intentar la movilidad. Por lo general el dolor y la limitación suelen ser de un lado del cuello afectando algunas veces el hombro del mismo lado y en ocasiones también todo miembro superior. En la tabla de calificación del dolor del 1-5 estamos en 5.

Sugerencias.-

1.- Reposo absoluto. En esta etapa no se deben hacer masajes ni ejercicios de estiramiento, de ser posible colocar un collarín blando para favorecer el reposo en la zona. (la alternativa es una toalla enrollada).

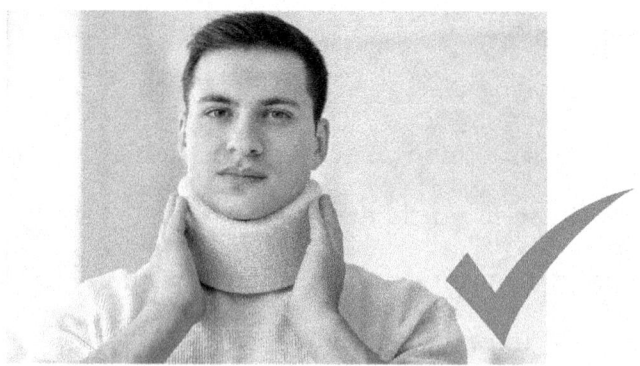

Fig. Uso de toalla o collarín blando para dar reposo a la zona

2.- Compresas heladas en la zona de máximo dolor, sin presionar, por periodos de 8 minutos cada hora. Cuantas veces sea necesario.

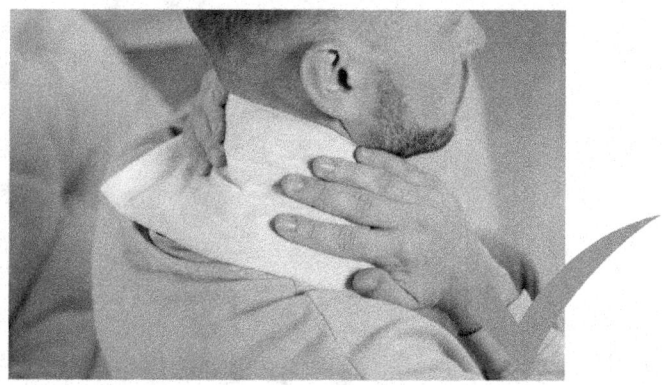

Fig. Usar compresas heladas directamente en la zona

3.- Es posible que el uso de algún antiinflamatorio y analgésico pueda acelerar el proceso de recuperación.

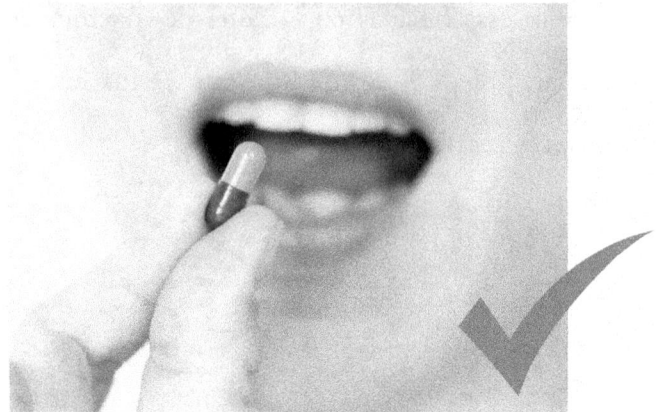

Fig. El uso de medicación como alternativa.

4.- Usar ropa cómoda, no cargar peso, realizar ejercicios de respiración(1), siempre y cuando éstos no provoquen dolor (ya que podrían estar afectados los músculos inspiratorios y espiratorios forzados).

(1) Inhalar profunda y lentamente el aire por la nariz tratando de percibir como se abren las fosas nasales y el aire ingresa por la garganta hasta el pecho y/o abdomen, sostener el aire por 5 segundos, de ser posible mantener los ojos cerrados, luego ir exhalando lentamente contando mentalmente

hasta 10 si es posible, sino hasta donde se sienta cómodo. Mantener el estado de reposo antes de volver a inhalar. Repetir el ejercicio cuantas veces sea necesario. Los beneficios van desde relajar la musculatura hasta el control de la sensación dolorosa y el estrés por dolor.

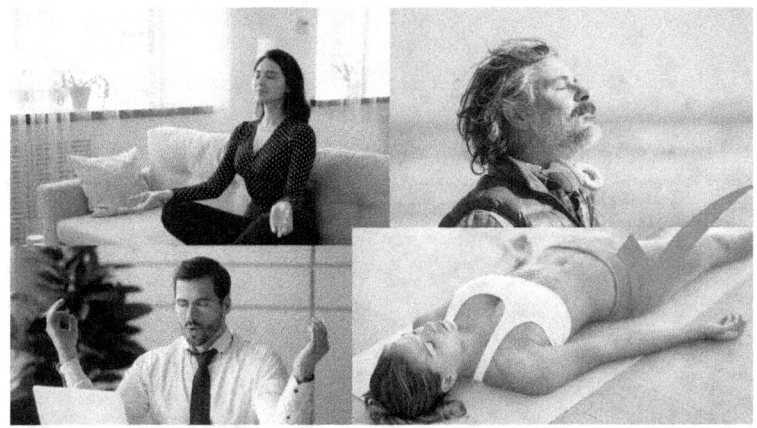

Fig. Momentos de relajación pueden ser muy efectivos

5.- Descansar echado de costado o boca arriba colocando un apoyo adecuado a la estructura física del paciente. No dormir boca abajo por ningún motivo.

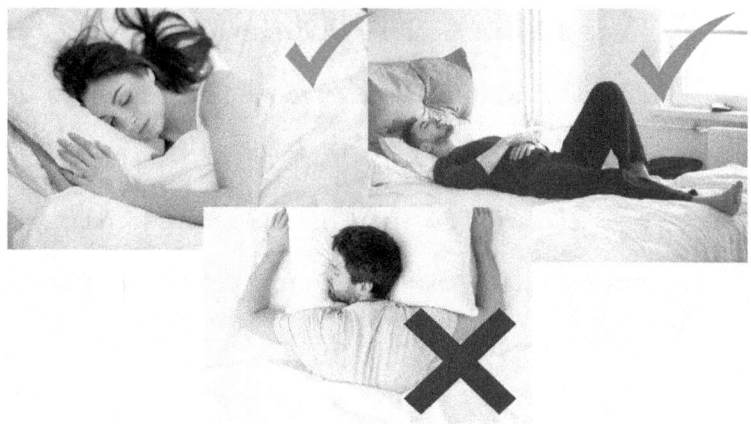

Fig. Observar las posiciones más convenientes para descansar

6.- No masajes ni ejercicios (de ningún tipo)

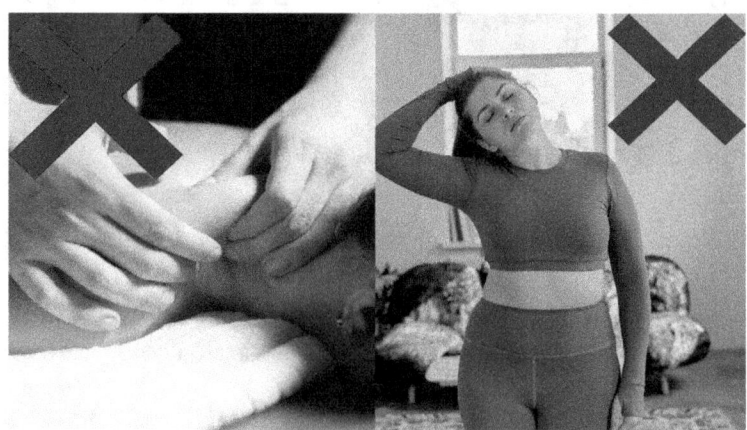

Fig. No realizar masajes ni movimientos bruscos.

7.- El uso de cintas adhesivas kinesiológicas pueden ser de gran ayuda en las etapas aguda y subaguda. Las cintas sirven como apoyo a la zona contracturada, disminuyendo el esfuerzo del músculo al realizar sus movimientos. También ayuda a mejorar la circulación y el drenaje linfático. Debe ser colocada por una persona especializada.

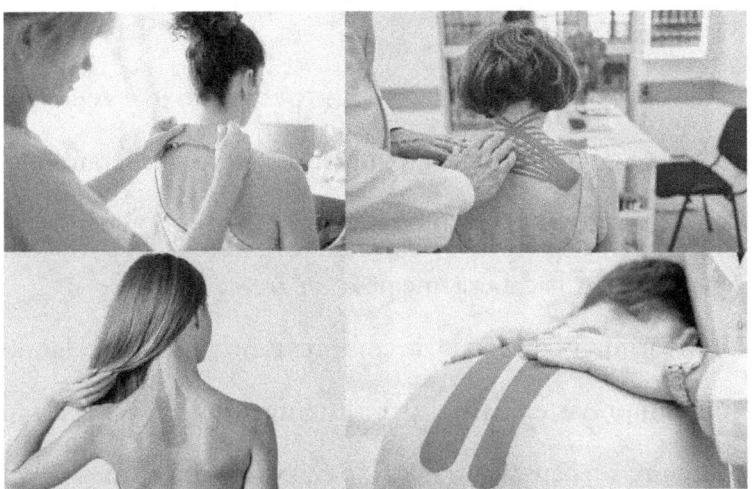

Fig. El uso de tapes Kinesiológicos pueden ser de gran ayuda

Etapa subaguda.-

En la etapa subaguda el dolor sigue presente pero su intensidad ha disminuido permitiendo algunos grados de movimiento pero aún con dolor. Por lo general esta etapa puede durar entre 1 a 3 meses. Su calificación en la escala de valoración del dolor del 1-5 oscila entre 3 a 4. Durante esta etapa la persona tiene menor tensión por dolor, lo que indica el primer paso en el proceso de recuperación.

Sugerencias.-

1.- Se debe continuar con el reposo pero relativo, es decir, se pueden hacer algunos movimientos pero respetando el dolor. El uso del collarín blando estará indicado cuando la sensación de "la cabeza me pesa" aparezca.

2.- Continuar con el uso de compresas heladas intercalando con compresas calientes, para intentar romper el espasmo muscular sin causar inflamación nuevamente. Empezar con frío y terminar con frío, 5 min cada uno. (frío-calor-frío o frío-calor-frío-calor-frío) se repetirá cada 2 horas.

3.- Cuidado en las posiciones de reposo, se sugiere mantener los cuidados posturales de la etapa aguda para no retroceder en el proceso de recuperación.

4.- No dormir boca abajo, no cargar peso, evitar situaciones de estrés emocional.

5.- Practicar la respiración profunda como se indicó en la etapa aguda.

6.- No ejercicios, no masajes.

Etapa Crónica

Durante esta etapa el dolor se presenta esporádicamente, la movilidad de la cabeza y el cuello mejora pero el dolor suele aparecer cuando se realizan movimientos forzados o extremos en dirección a la zona de dolor. Lo más importante de esta etapa es que marca el inicio de la recuperación en sí, pero es necesario mantener el estado crónico sin crisis o recaídas para asegurar el siguiente paso que sería hacia el estado funcional normal.

La valoración del dolor en esta etapa en una escala del 1-5 es entre 2 y 3.

Sugerencias.-

1.- Iniciar actividades cotidianas sin provocar dolor para no detonar el mecanismo "gatillo".

Mecanismo o punto gatillo se refiere a un movimiento o acción que despierta una reacción dolorosa conocida. Usualmente es un dolor o mecanismo captado por el cerebro quien emite una señal de dolor como mecanismo de protección, algunas veces sobredimensionado.

2.- Realizar los primeros movimientos de estiramiento sin forzar, que sean lentos e incluyendo la respiración apropiada (ver rutina básica de estiramiento).

3.- Uso de calor húmedo para mantener relajados los músculos. Los masajes deben ser suaves y no intensos, porque pueden provocar una reacción opuesta a la deseada.

4.- Mantener posturas adecuadas al realizar las tareas diarias e interrumpirlas cada 1 o 2 horas realizando pequeños movimientos para evitar almacenar carga en la zona. Evitar dormir boca abajo.

CAPÍTULO 14

EJERCICIOS DE RELAJACIÓN Y ESTIRAMIENTO PARA CUELLO

Existen varios métodos de relajación y estiramiento para las diferentes zonas del cuerpo, sin embargo, la clave está en realizarlos con mucho cuidado y atención. Los estiramientos son ejercicios o posiciones que tienen como finalidad regresar al músculo a su condición normal o de reposo, para esto se le somete a una elongación o estiramiento más allá de su longitud normal. Es por esta razón que los ejercicios de estiramiento deben ser realizados considerando el estado muscular, es decir, si hay todavía una limitación al movimiento o no, forzarlo podría dañar la fibra muscular y en algunos casos hasta romperla parcial o totalmente.

Cuando hablamos de ejercicios para relajar y estirar los músculos del cuello debemos tomar en cuenta el peso de la cabeza, por eso se recomienda iniciar los ejercicios en posición de acostado boca arriba, colocando un libro o superficie dura que permita el libre movimiento de la cabeza (evitando fricciones), así el peso de la cabeza y su efecto sobre los músculos del cuello, se verán neutralizados.

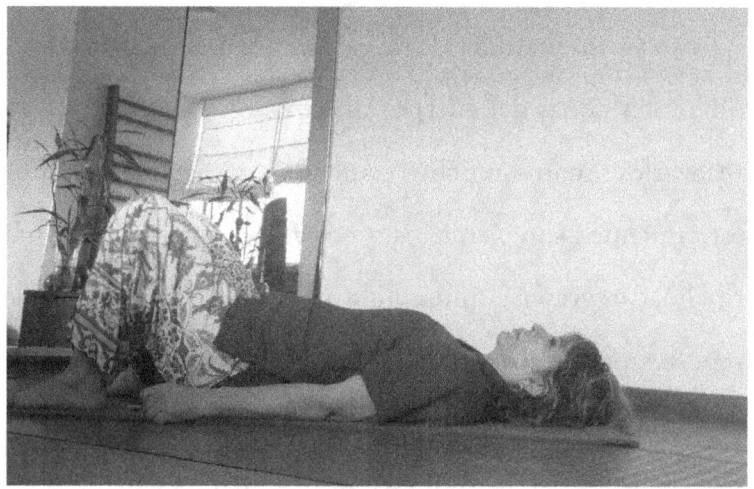

Fig. Posición ideal para empezar movimientos de cuello

Una vez que nos encontremos en la posición más cómoda para realizar los ejercicios, primero moveremos suavemente la cabeza para conocer cuán cómodo se siente el movimiento. Aquí sigue siendo crucial el no movilizar la cabeza con dolor ya que el "encontrar" dolor genera una "respuesta negativa" en la fibra muscular provocando una reacción refleja de protección, un espasmo o contractura.

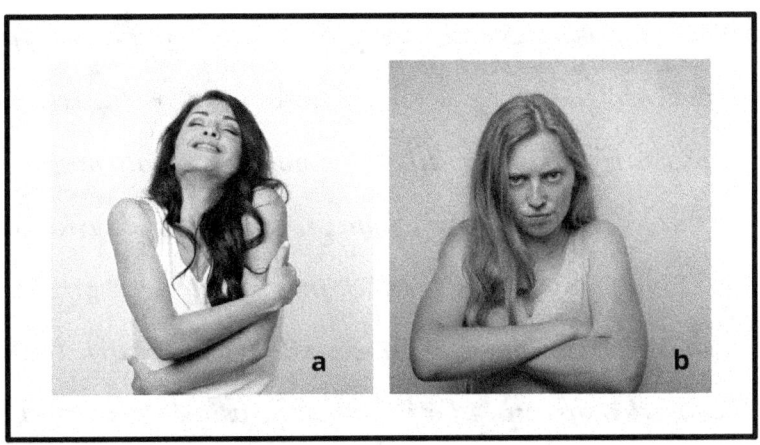

Fig. (a) Estiramiento agradable, músculo feliz,

(b) Estiramiento inadecuado, músculo resentido

Practicar buenos hábitos puede resultar difícil al principio, pero como el Dr. Ehrenfried precisa: *"Es necesario que estas sensaciones de comodidad y de ligereza sean experimentadas, percibidas y elevadas transitoriamente, hasta el nivel de la conciencia, para que las podamos* *recordar un cierto número de veces, que variará en cada persona. Observamos entonces que **nuestro cuerpo tiene mejor memoria que "nosotros mismos" para las cosas que le resultan útiles y agradables al mismo tiempo.** Nuestro mismo cuerpo nos pedirá que repitamos estas experiencias beneficiosas, y, es así como "nosotros" llegaremos a mejorar nuestro equilibrio psíquico, y a sentirnos más "como nuevos", sin tener siquiera que pensar en ello: "el proceso se hará por sí solo, el inconsciente se encarga y nosotros no tenemos más que obedecer" (Ehrenfried, De l'éducation du corps á l'équilibre de l'esprit, 1980 pág 47)*

Significa, sólo es necesario aplicar movimientos agradables y adecuados en el cuerpo para que, con el tiempo, se adopten como hábitos inconscientes, el cuerpo tiene mejor memoria que nosotros y el cerebro rechaza definitivamente todo aquello que cause dolor o malestar, reacciona en forma refleja.

Ejercicios de estiramiento básicos

Acostado

1.- Una vez acostado en el piso o sobre una camilla con las rodillas flexionadas, tomar aire por la nariz y exhalar girando la cabeza sobre la superficie firme o el libro, realizar el movimiento sin dolor, aunque el rango de movimiento sea corto, debe ser agradable (a), regresar a la posición de cabeza al centro (b) inhalar y realizar el mismo movimiento hacia el otro lado cuidando las mismas sugerencias (c). Este sencillo movimiento nos dará una noción de cuán limitado está el movimiento y hacia cuál dirección (derecha o izquierda) hay mayor compromiso. No intentar ejecutar el ejercicio forzando, respetar los límites.

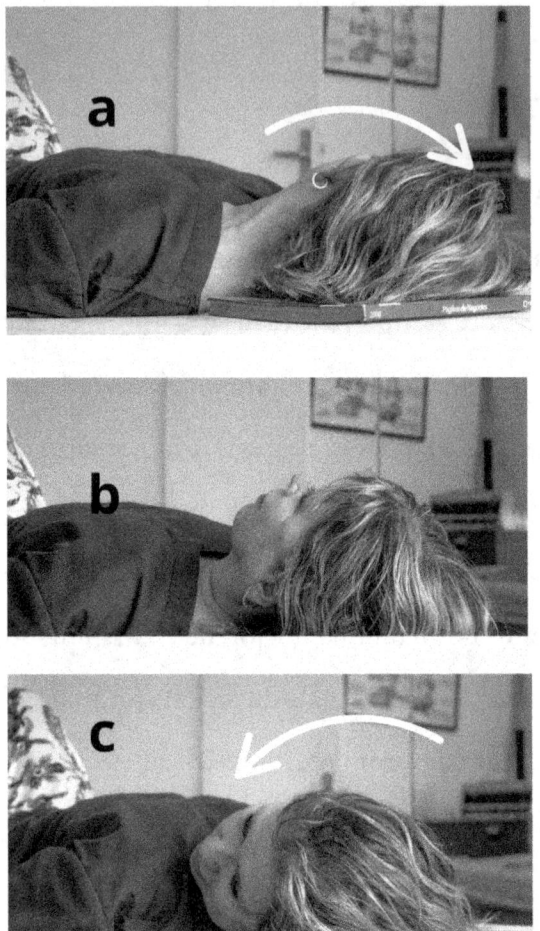

Fig. (a) Giro de cabeza a la derecha, (b) Centro, (c) Cabeza gira a la izquierda

2.- Manteniendo siempre la cabeza sobre el libro, tomar aire elevando el mentón en dirección al techo y bajar exhalando tratando de tocar el pecho, siempre no levantar la cabeza y no debe haber dolor.

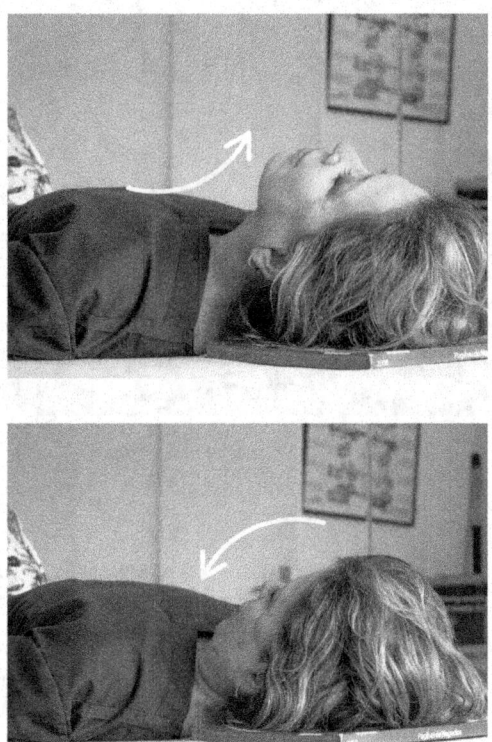

Fig. (a) Elevar el mentón inhalando, (b) Bajar el mentón exhalando

3.- Llevar un brazo derecho hacia arriba y atrás inhalando y girando suavemente a la izquierda, exhalar regresando tanto el brazo como la cabeza a la línea media. El ejercicio no debe causar dolor y se hará muy suavemente.

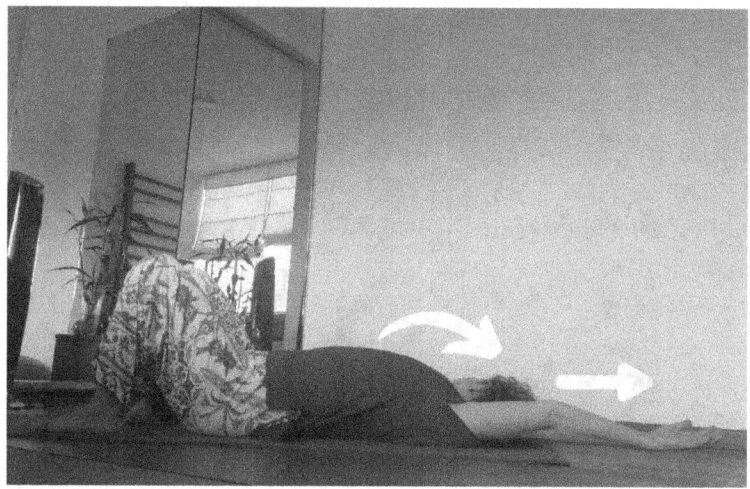

Fig. Cabeza girando a la derecha levantando el brazo izquierdo.

4.- Levantar el brazo derecho hacia arriba y atrás inhalando y girando la cabeza a la izquierda. Luego regresar tanto cabeza como brazo. El movimiento debe hacerse sin encontrar dolor.

Durante este ejercicio recordar que es posible encontrar un lado más flexible y elástico que el otro y eso está dentro de lo normal.

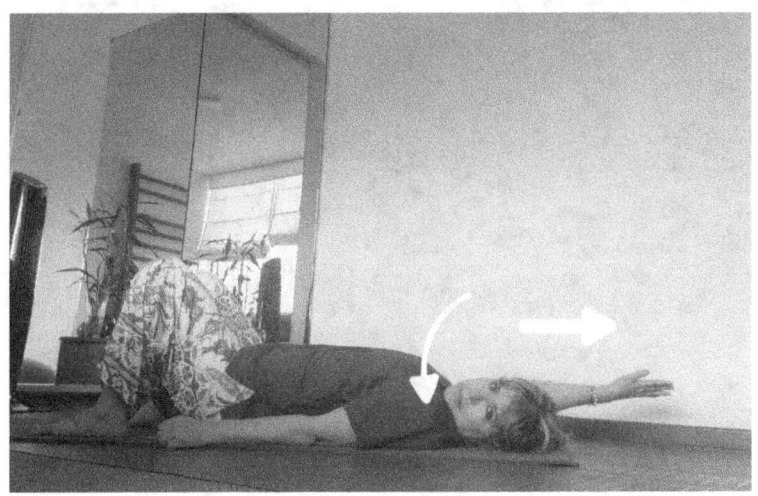

Fig. Cabeza gira a la izquierda y brazo derecho va arriba y atrás.

5.- Brazos abiertos en cruz con palmas hacia arriba o abajo, como resulte más agradable (todavía acostados en el suelo con el libro bajo la cabeza), dejar caer la cabeza a la derecha y permanecer en esta posición 15 segundos. No despertar el dolor, la sensación debe ser agradable.

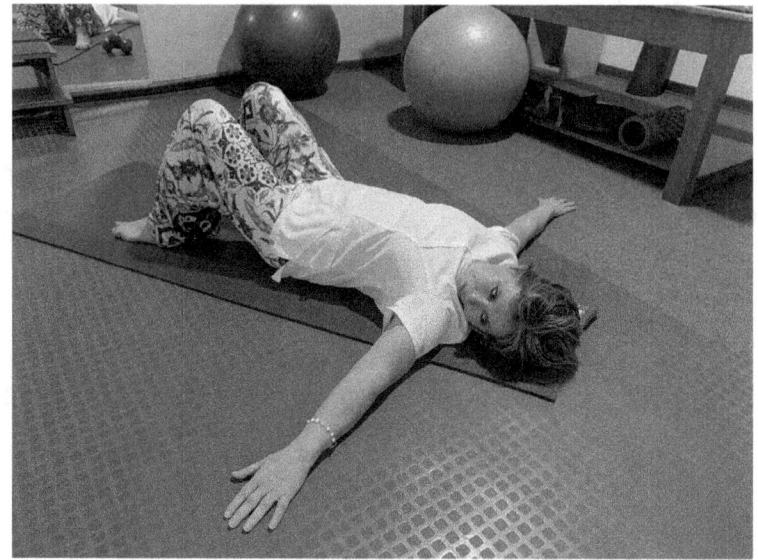
Fig. Cabeza girando a la izquierda con brazos en cruz

6.- Brazos en cruz con palmas hacia arriba o hacia abajo, como se sienta más agradable. Dejar caer la cabeza a la izquierda, sin despertar dolor. Permanecer en esta posición 15 segundos.

Al realizar el ejercicio procurar aumentar la amplitud del movimiento si es posible, siempre sin dolor.

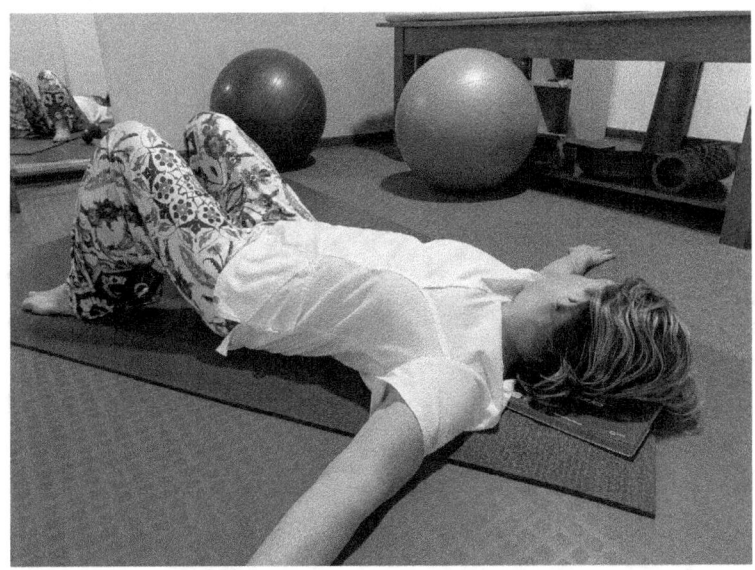

Fig. Echado boca arriba, brazos abiertos y cabeza girando a la derecha.

7.- Repetir los ejercicios 5 y 6 sacando la lengua en la parte final del movimiento como dirigiéndose al piso, no forzar. La lengua generará una sensación de mayor esfuerzo en el cuello, se debe realizar sin causar malestar.

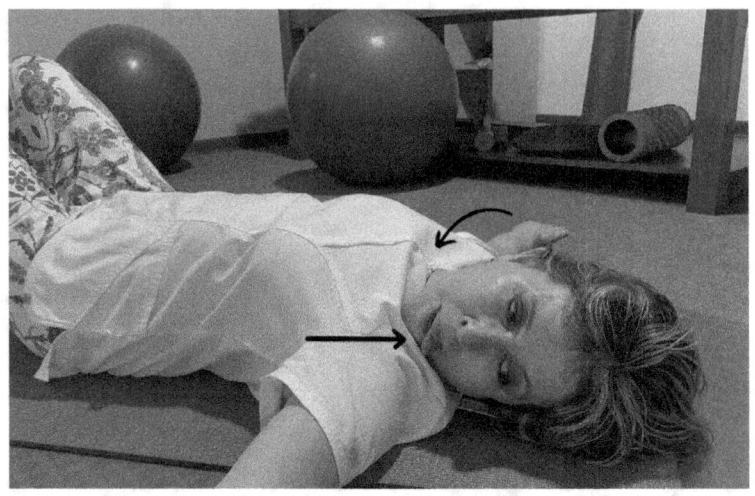

Fig. Sacando la lengua al terminar el giro (derecha e izquierda)

8.- Todavía acostado boca arriba con las rodillas flexionadas, colocar las manos detrás de la cabeza, sin entrelazar los dedos (a) y elevar suavemente la cabeza mientras se siente un suave estiramiento en los músculos de la nuca. Bajar y repetir, siempre exhalando mientras se realiza el ejercicio pero cuidando no provocar dolor.

Este ejercicio puede realizarse sobre la cama o en el piso, los dedos no se entrelazan para evitar jalar con mucha fuerza porque sería contraproducente.

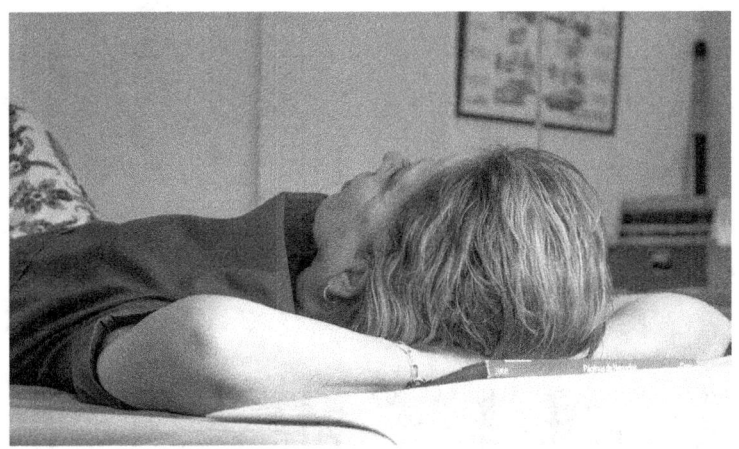

Fig. (a) Manos detrás de la cabeza sin entrelazar los dedos

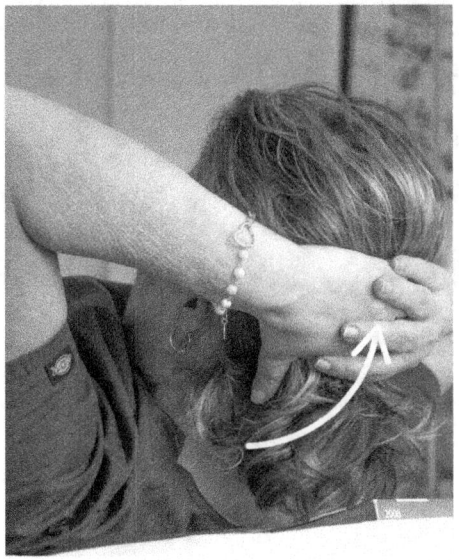

Fig.(b) Elevar la cabeza ligeramente

9.- Llevar los dos brazos arriba y atrás tanto como sea posible acompañando el movimiento con el mentón e inhalando (a) Bajar los brazos bajando el mentón hasta intentar tocar el pecho, exhalando (b)

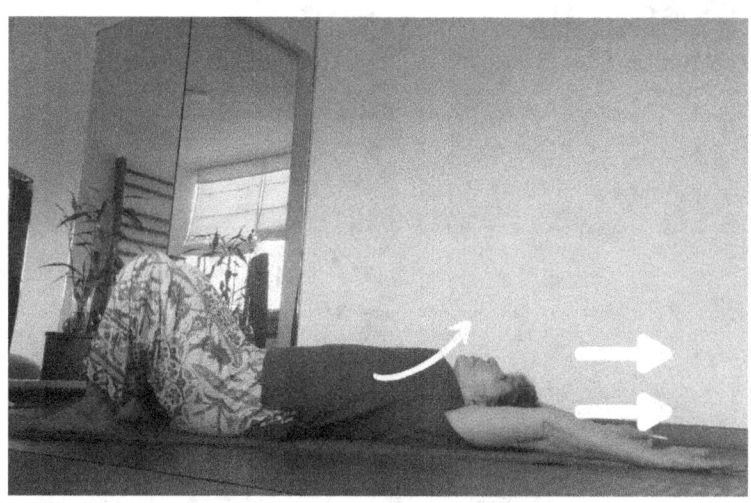

Fig. (a) Brazos y mentón arriba

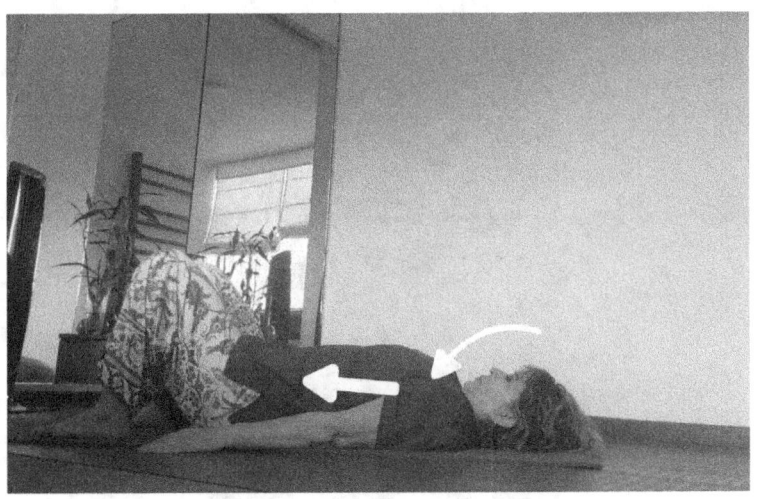

(b) Brazos y mentón abajo

11.- Llevar los dos brazos arriba y atrás bajando el mentón hacia el pecho inhalando (a). Bajar los brazos exhalando y subiendo el mentón en dirección al techo(b).

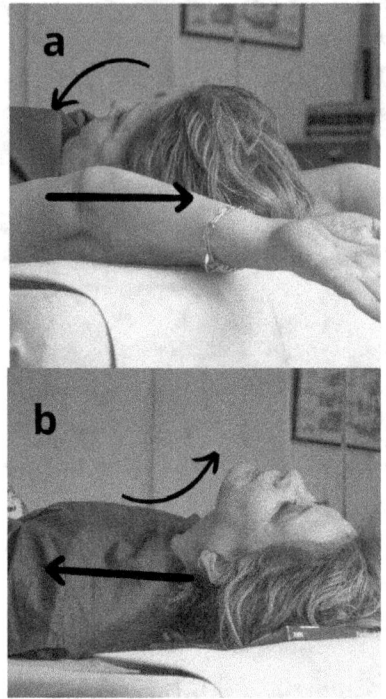

Fig. (a) Brazos arriba mentón abajo
(b) Brazos abajo mentón arriba

Sentado

En los ejercicios estando sentado, lo ideal es una postura cómoda sobre un balón medicinal, una silla o sobre una superficie plana (piso, cama) con piernas cruzadas adelante. Rodillas al nivel de las caderas (a) y cuerpo alineado.

(Estos ejercicios se iniciarán cuando el paciente sienta facilidad y ninguna molestia en la posición boca arriba, de otro modo se sugiere no empezar en la posición de sentado hasta lograrlo).

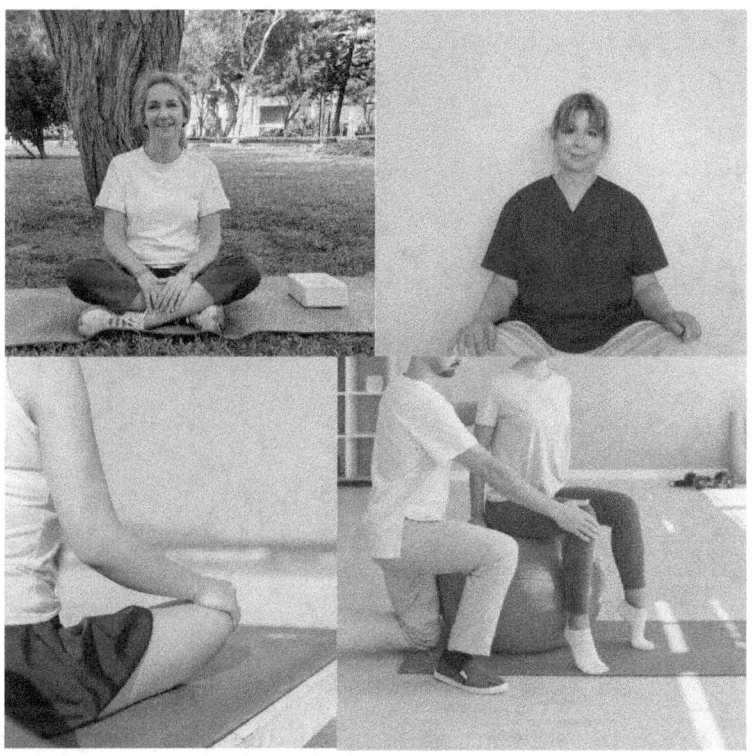

Fig. Sentado con rodillas a la altura de caderas

1.- El ejercicio de giro, tanto a la derecha (a) como a la izquierda (b), lento y con pausas. Cada movimiento se realiza con una respiración independiente y evitando generar dolor.

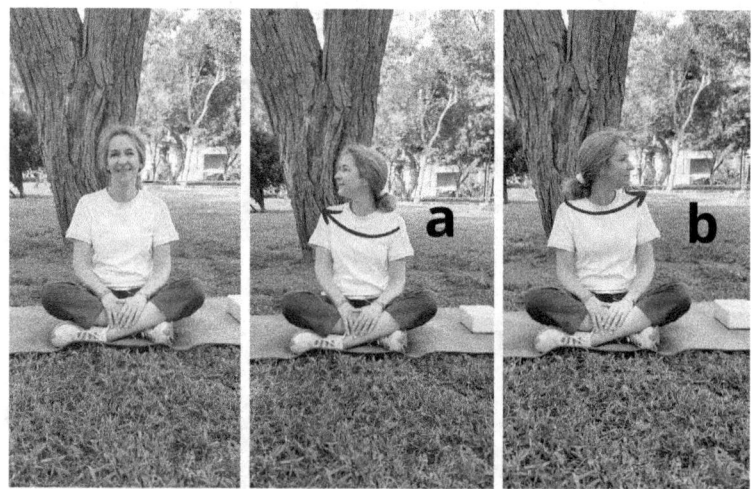

Fig. (a) Giro de cabeza a la derecha, (b) Giro a la izquierda

Para identificar cuán comprometidos están los músculos de la zona interna del cuello, realizar el ejercicio sacando la lengua paralela al piso, si no incomoda agregarlo para un trabajo más completo.

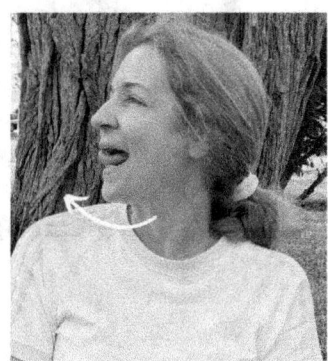 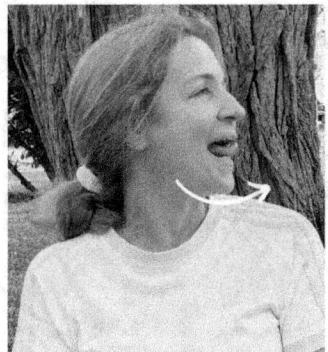

Fig. Acentuar el estiramiento sacando la lengua y girando con ella.

2.- Inclinación de la cabeza a la derecha (a), regresar al centro y luego inclinar la cabeza a la izquierda (b). Este ejercicio es como si la intención fuera poner la oreja en el hombro. No se debe forzar, no despertar el dolor. Exhalar en el momento de realizar el ejercicio.

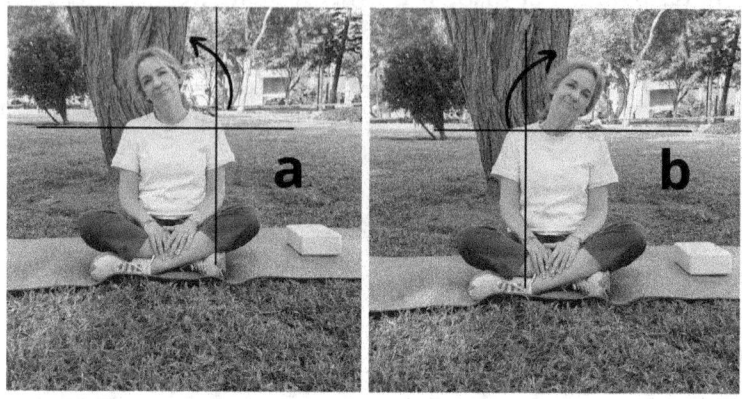

Fig. (a) Inclinación de la cabeza a la derecha, (b)Inclinación de la cabeza a la izquierda.

3.- Desde la posición de sentado, entrelazar los dedos y estirar los brazos hacia adelante a la altura de los hombros, tomar aire y empujar las manos adelante y bajar lentamente la cabeza, mantener hasta que se termine el aire. Bajar los brazos, descansar y repetir.

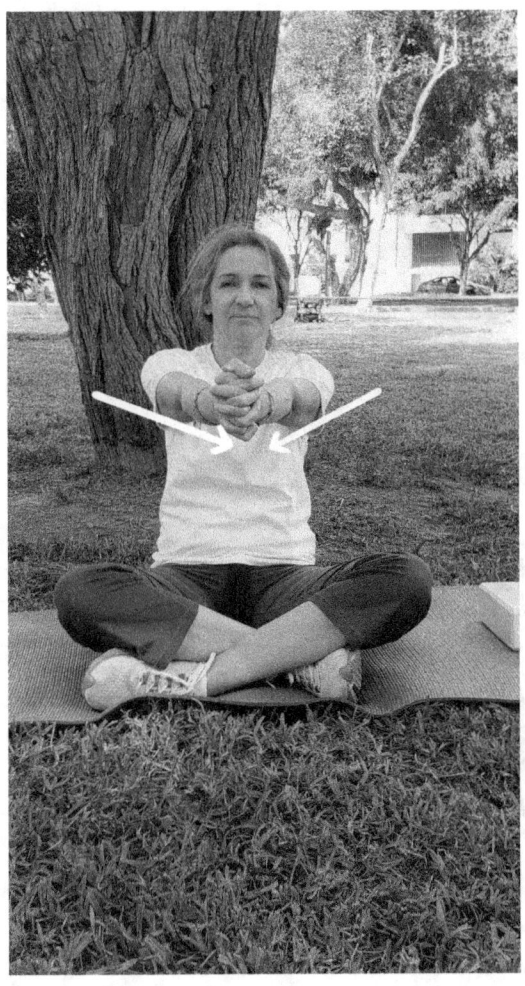

a

Fig. (a) sentado manos entrelazadas extendidas adelante

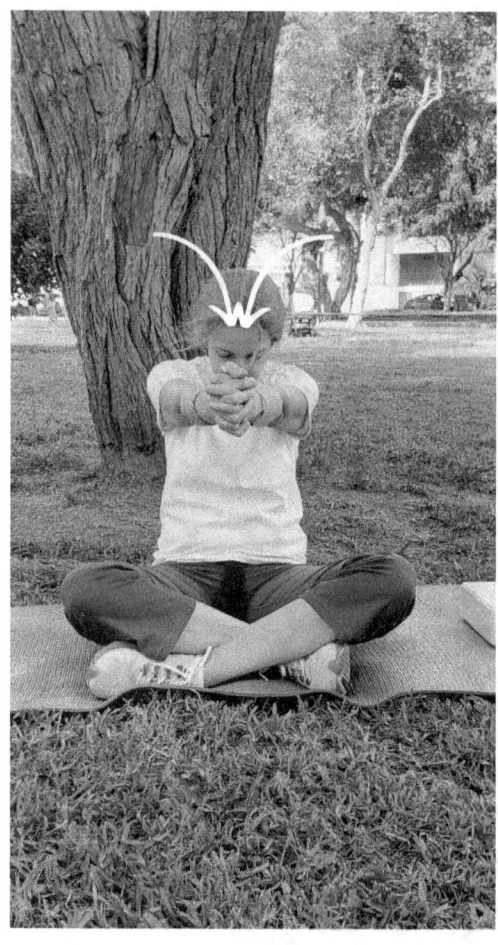

Fig, (b) Bajar la cabeza

4.- Sentado, manteniendo la cabeza y mirada al frente llevar el hombro derecho hacia atrás, el hombro izquierdo lo

acompaña sin ayudar en el esfuerzo sostener la posición y descansar. Luego hacer lo opuesto, llevar el hombro izquierdo hacia atrás acompañando el movimiento con el hombro derecho que no ayuda en el movimiento
(La cabeza siempre permanece mirando al frente)

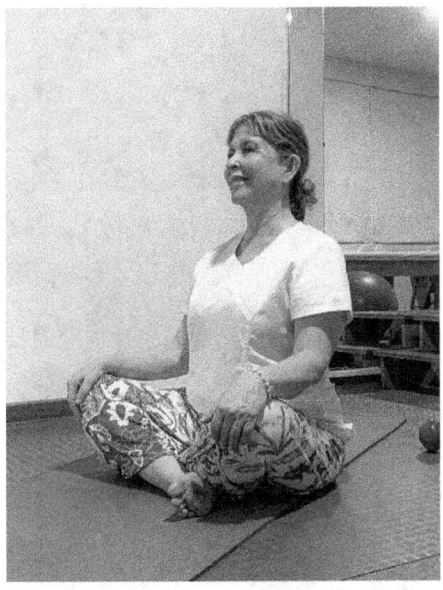

Fig. (a). Sentada en posición cómoda

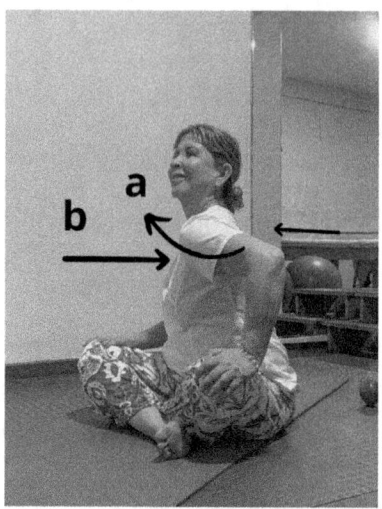

Fig. (a) Hombro izquierdo adelante, (b) Hombro derecho hacia atrás.

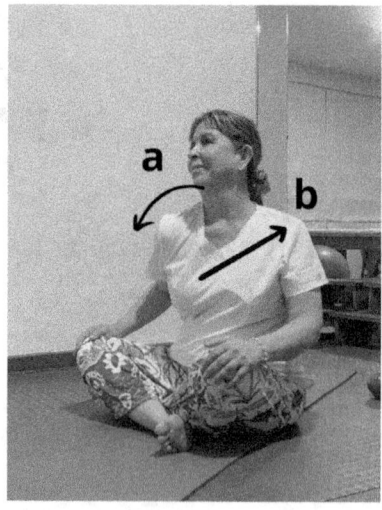

Fig. (a) Hombro derecho adelante, (b) Hombro izquierdo atrás.

5.- Desde la posición de sentado: (a) Inclinar la cabeza a la derecha con ayuda de la mano del mismo lado que suavemente la jala en esa dirección sintiendo el estiramiento en el lado izquierdo del cuello. (b) Luego inclinar la cabeza a la izquierda con ayuda de la mano del mismo lado produciendo un incremento ligero del estiramiento , el efecto debe sentirse en el lado derecho

(El movimiento y estiramiento debe hacerse sin dolor)

174

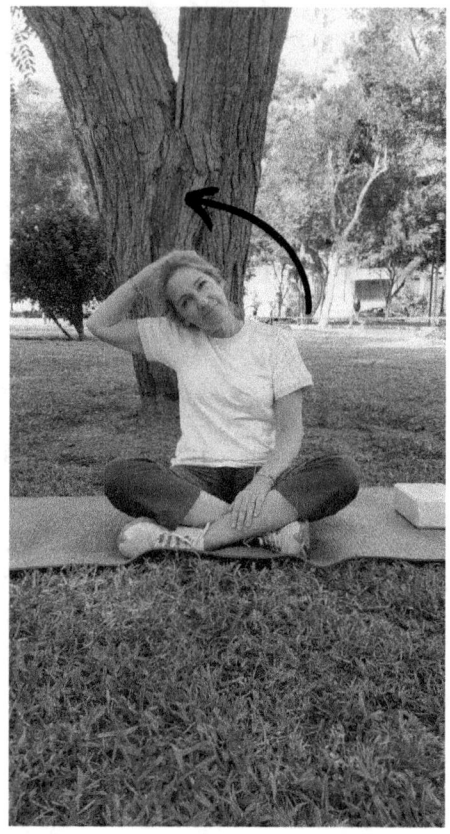

Fig. (a) Inclinación de cabeza a la derecha con ayuda

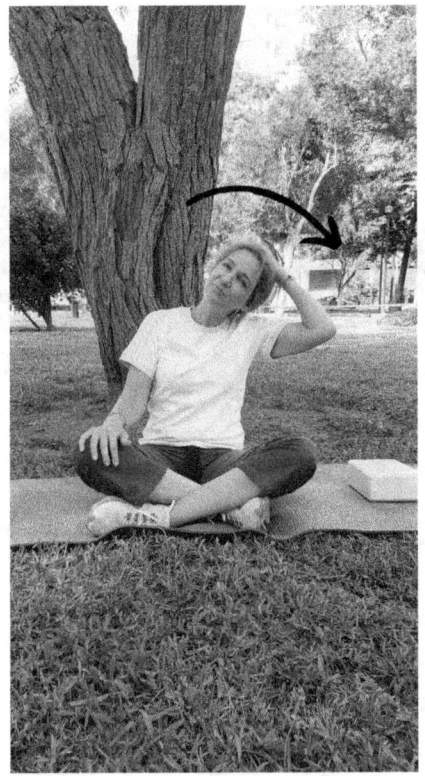

Fig. (b) Inclinación de la cabeza a la izquierda con ayuda

La intensidad del ejercicio puede aumentar si sacamos la lengua y la dirigimos hacia abajo, se sentirá mayor estiramiento, pero no debe doler.

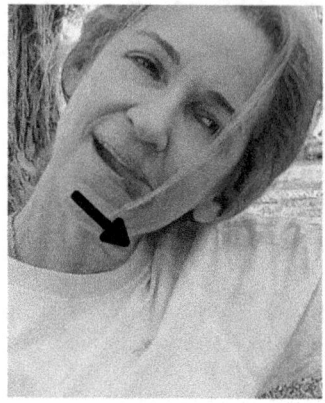 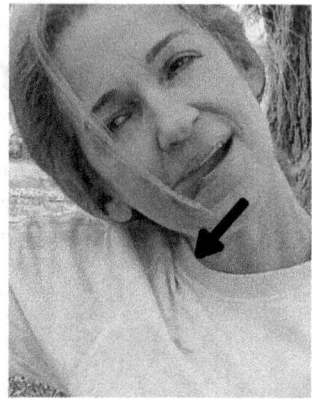

Fig. Sacar la lengua hacia abajo y acentuar el estiramiento.

6.- Sentado, tomar aire levantando el mentón en dirección al techo, si no es posible todo el movimiento, solo hasta donde sea cómodo (b). Luego bajar la cabeza intentando tocar el pecho con el mentón, en ese momento se va expulsando el aire por la boca muy despacio para acompañar el estiramiento.

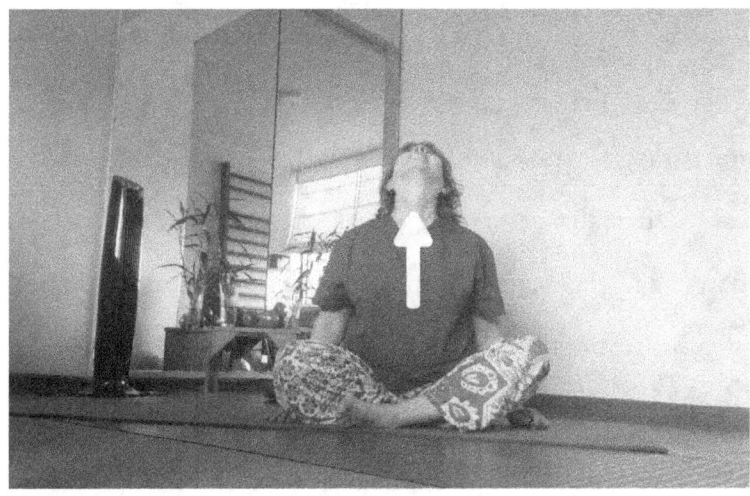

Fig. (a) Mentón arriba

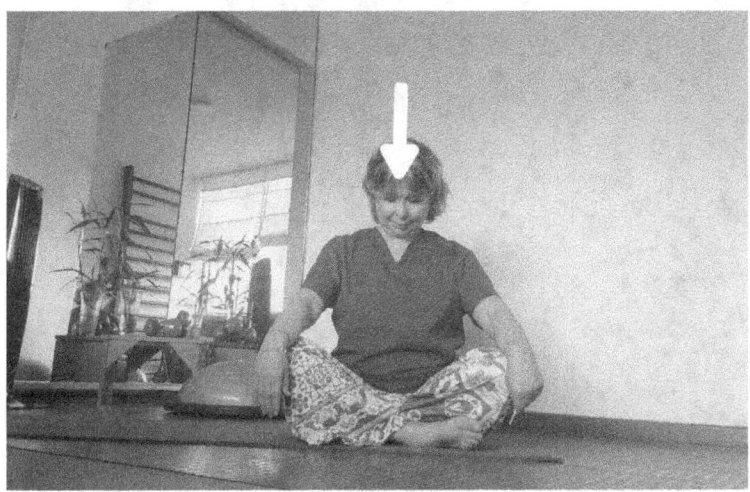

Fig. (b) Mentón abajo

7.- En posición sentado inclinar la cabeza a la izquierda (b) y jalar suavemente con la mano izquierda el hombro derecho hacia abajo (b1), generando un estiramiento en los músculos del lado derecho del cuello (b2); realizarlo mientras se expulsa el aire por la boca. Luego inclinar la cabeza hacia la derecha (c), jalar suavemente con la mano derecha hacia abajo el hombro izquierdo (c1), en dirección al piso, sintiendo el estiramiento en el lado izquierdo del cuello.

No se debe traccionar o empujar hacia abajo muy fuerte el hombro, los movimientos deben ser suaves.

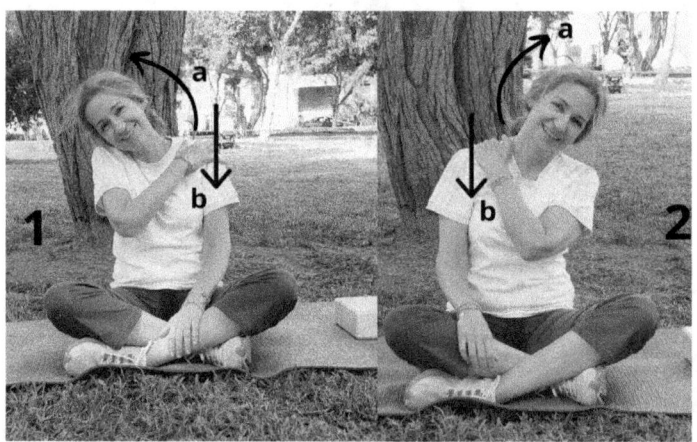

Fig. 1 (a) Inclinación de cabeza a la derecha jalando hombro derecho hacia abajo con mano derecha.

2 (b) Inclinación de la cabeza a la izquierda jalando el hombro derecho hacia abajo con la mano izquierda.

Para incrementar el trabajo de estiramiento durante el ejercicio sacar la lengua en dirección hacia el piso como muestra la imagen siguiente.

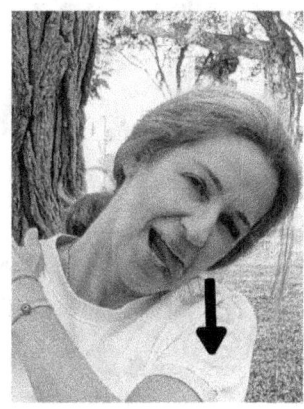 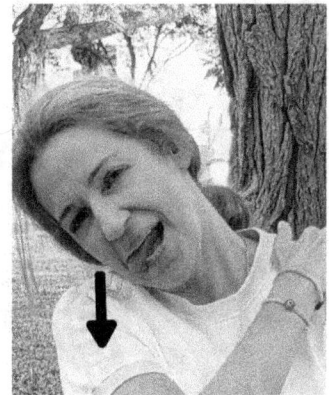

Fig. En este ejercicio se puede acentuar el estiramiento sacando la lengua hacia abajo.

Todos los ejercicios siguientes pueden realizarse tanto sentado como de pie.

8.- Manos enlazadas adelante a 45° a la derecha, manteniendo el nivel de los hombros, empujando sin mover el tronco, tomar aire y bajar la cabeza, intentando colocarla entre los brazos. Hacerlo durante 15 segundos.

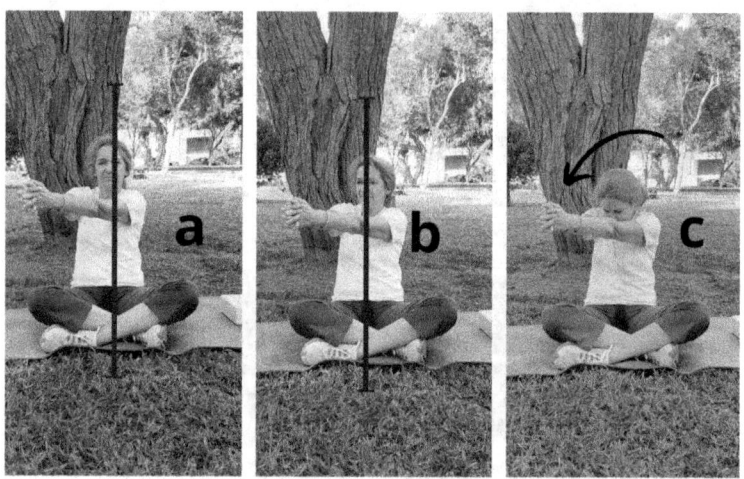

Fig. (a) Manos adelante y ligeramente a la derecha, mirada al frente, (b) Girar la cabeza en la misma dirección, (c) Bajar la cabeza

9.- Manos enlazadas adelante a 45° a la izquierda, manteniendo el nivel de los hombros, empujando sin mover el tronco, tomar aire y bajar la cabeza, intentando colocarla entre los brazos. Hacerlo durante 15 segundos.

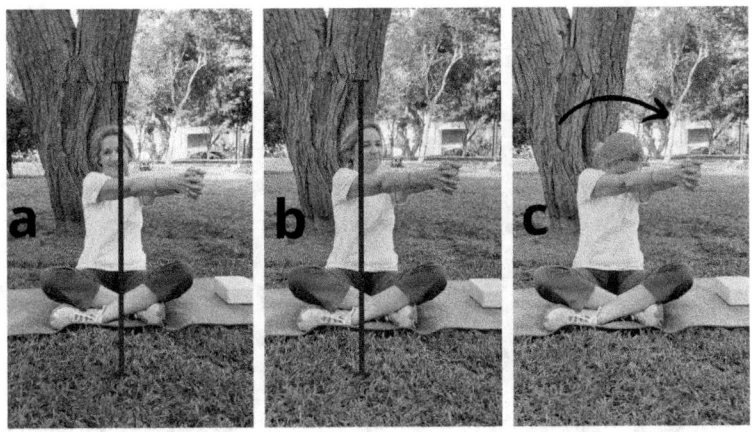

Fig. (a) Manos adelante y ligeramente a la izquierda, mirada al frente, (b) Girar la cabeza en la misma dirección, (c) Bajar la cabeza

10.- Brazos abiertos en cruz con las palmas flexionadas y dedos mirando el techo y palmas "empujando las paredes" o como conteniendo una carga. El estiramiento se sentirá en todo el antebrazo, brazo y puede llegar hasta la axila. Hacerlo durante 15 segundos.

El estiramiento puede causar dolor si se fuerza, todos los ejercicios terapéuticos en esta zona deben ser hechos sin dolor.

De pie

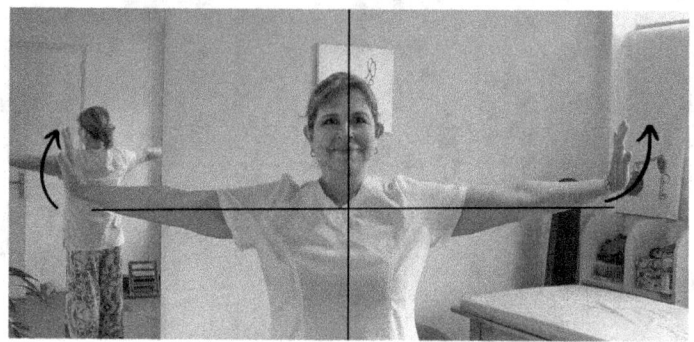

Fig. Brazos abiertos en cruz palmas miran al costado con dedos arriba.

11.- Brazos abiertos en cruz estirándolos con las palmas flexionadas con los dedos mirando al piso. Similar al ejercicio 10 pero cambiando la posición de las manos. Hacerlo durante 15 segundos.

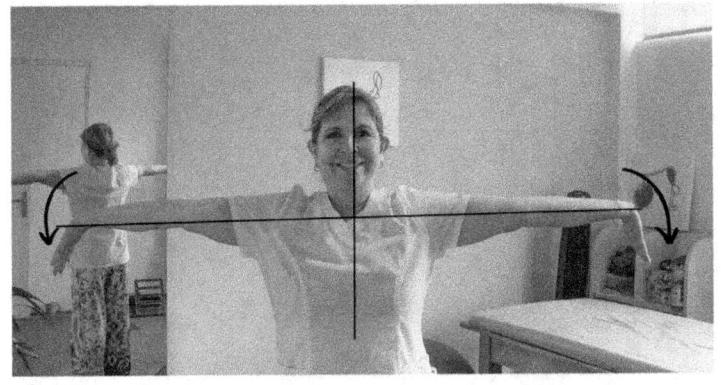

Fig. Brazos en cruz palmas arriba, bajando los dedos

12.- Brazo derecho adelante con la palma mirando al techo, con la mano izquierda y sin mover el brazo o codo, bajar suavemente los dedos en dirección al piso. Hacerlo durante 10 segundos.

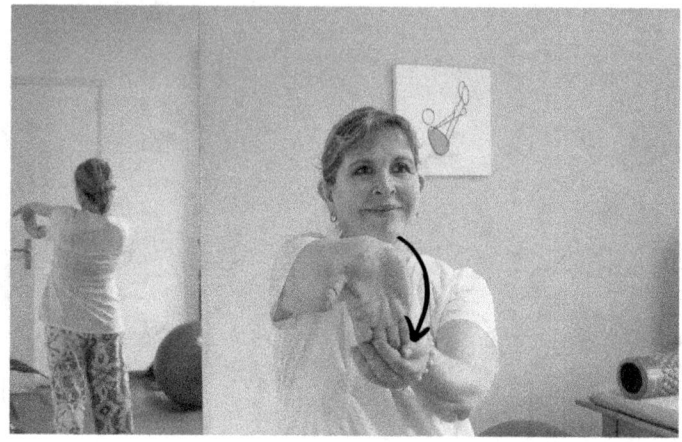

Fig. Brazo derecho adelante y bajando los dedos con la mano izq.

13.- Brazo izquierdo adelante con la palma mirando al techo, con la mano derecha y sin que se produzca ningún movimiento en codo o brazo, bajar los dedos en dirección al piso, con suavidad. Hacerlo durante 10 segundos.

Estos estiramientos 12 y 13 pueden sentirse diferentes si comparamos lado izquierdo con derecho, es normal por la concentración de estrés muscular en el lado que más trabaja. No forzar.

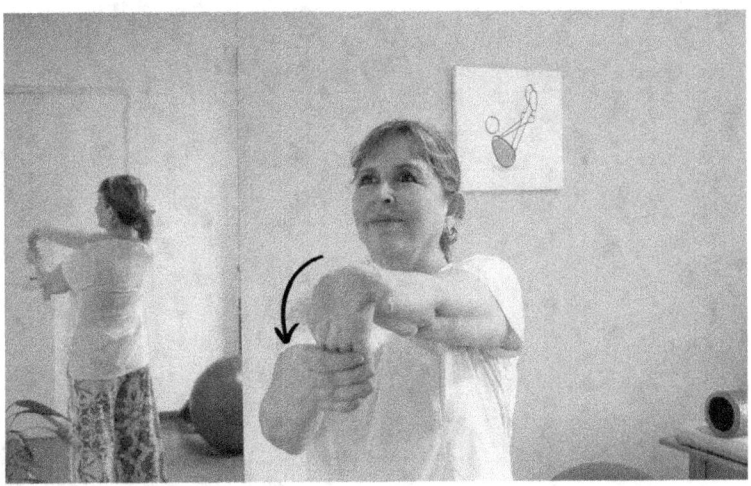

Fig. Brazo izquierdo adelante, palma arriba y bajar los dedos con mano derecha

14.- Brazos adelante, dedos entrelazados :

(a) Subir los brazos inhalando, (b) llevar los brazos detrás de la cabeza, (c) abrir los codos estirando y abriendo el pecho (d), dejar caer la cabeza y sostener el peso de los brazos, el estiramiento se siente en la zona posterior del cuello (nuca y zona dorsal superior). Hacerlo durante 10 segundos.

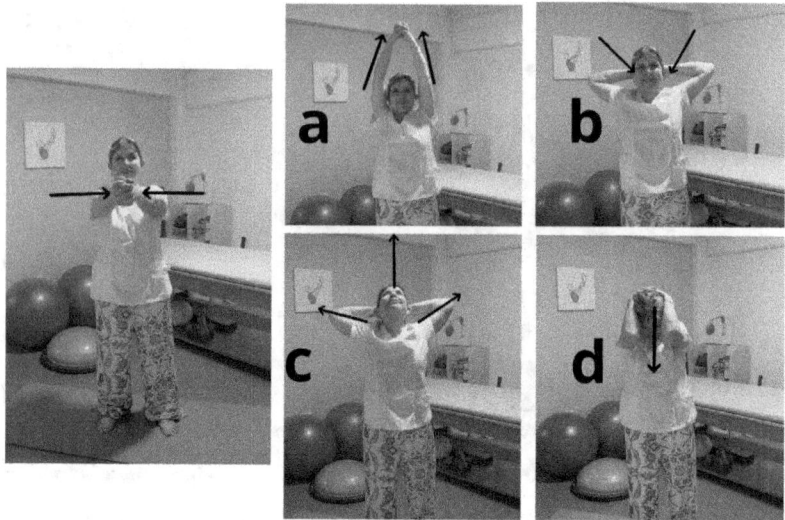

Fig. Brazos adelante, (a) subir inhalando, (b) detrás de la cabeza exhalando, (c) abrir los codos mirando arriba inhalando, (d) exhalar dejando caer la cabeza abajo

Posición de gateo

1.- Ejercicio del gato

    a. Arqueando la espalda abajo y subiendo la mirada hacia el techo mientras se inhala.

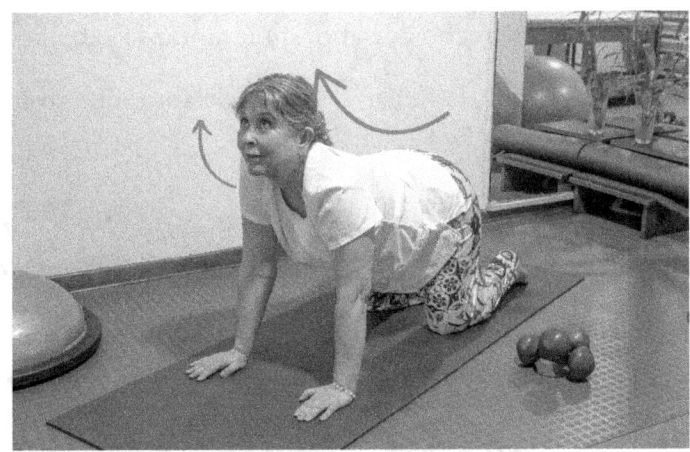

Fig. Subir la cabeza arqueando la espalda

b. Arquear empujando la espalda hacia arriba y bajar la mirada hacia el pecho exhalando.

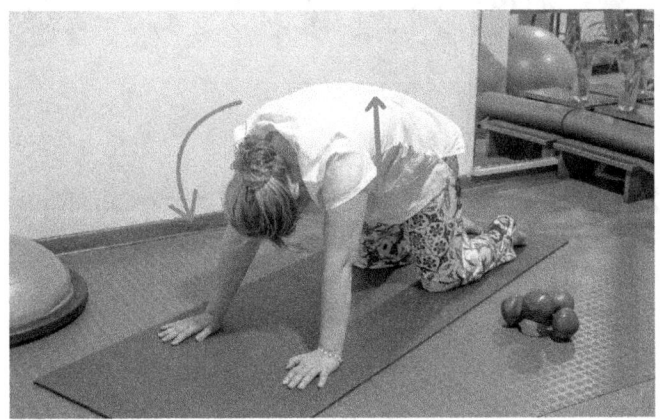

Fig. Bajando la cabeza y subiendo la espalda

2.- Brazo derecho adelante sin levantar la cabeza, la palma mira al frente, empujar el brazo adelante sin mover el resto del cuerpo.

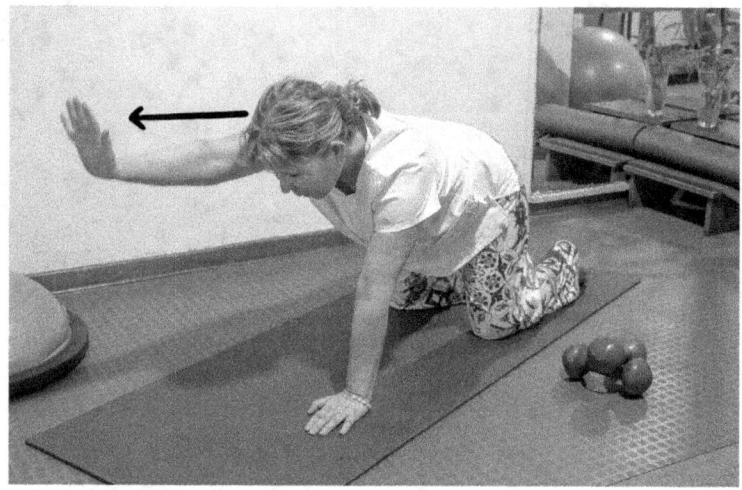

Fig. Brazo derecho adelante

3.- Brazo izquierdo adelante sin levantar la cabeza, la palma mira al frente, empujar el brazo adelante sin mover el resto del cuerpo.

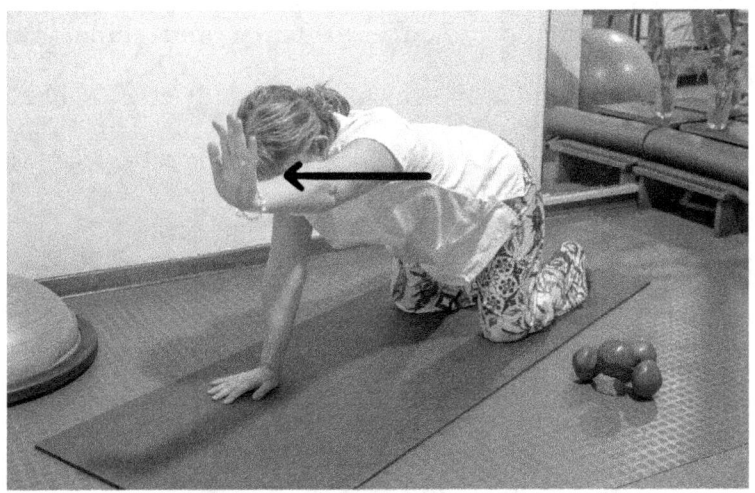

Fig. Brazo izquierdo adelante a la altura del cuerpo

4.- Brazo derecho adelante, levantar la cabeza mirando la mano, luego dibujar un semicírculo con todo el brazo hasta llegar a tocar la cadera derecha, mientras la cabeza sigue a la mano de ida y vuelta.

5.- Brazo izquierdo adelante, levantar la cabeza mirando la mano, luego dibujar un semicírculo con todo el brazo hasta llegar a tocar la cadera izquierda, mientras la cabeza sigue a la mano de ida y vuelta.

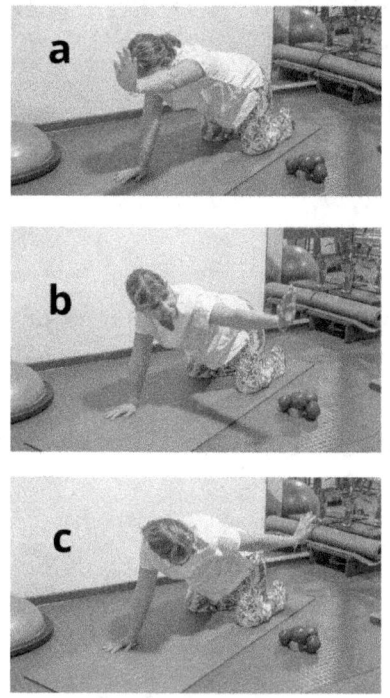

Fig. (a) Brazo adelante, (b) brazo se desliza hacia afuera, (c) Mano toca cadera izquierda. Manteniendo la mirada en la mano

CAPÍTULO 15

RECOMENDACIONES GENERALES PARA PREVENIR PROBLEMAS EN LA ZONA DEL CUELLO

1. Evitar dormir boca abajo.

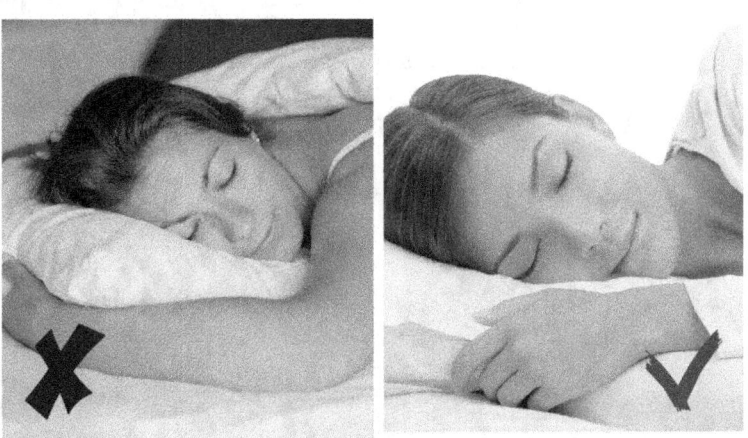

2. Realizar movimientos suaves de cabeza y cuello al despertar.

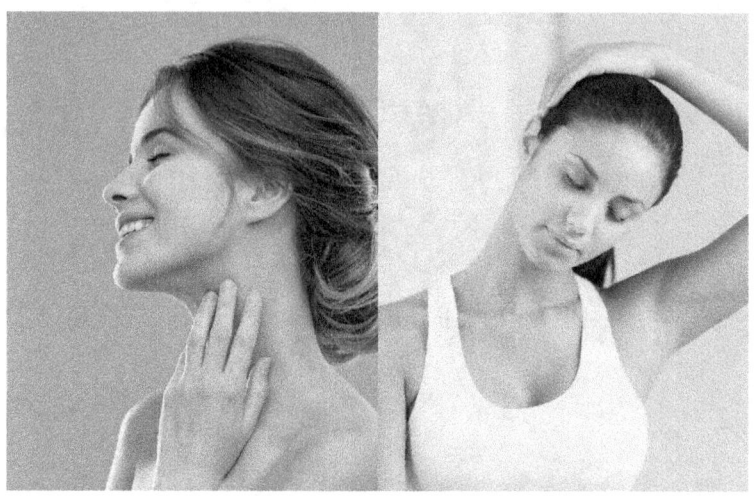

3. La rutina de ejercicios recomendada tiene que realizarse sin malestar, debe ser cómoda y dar sensación de alivio.

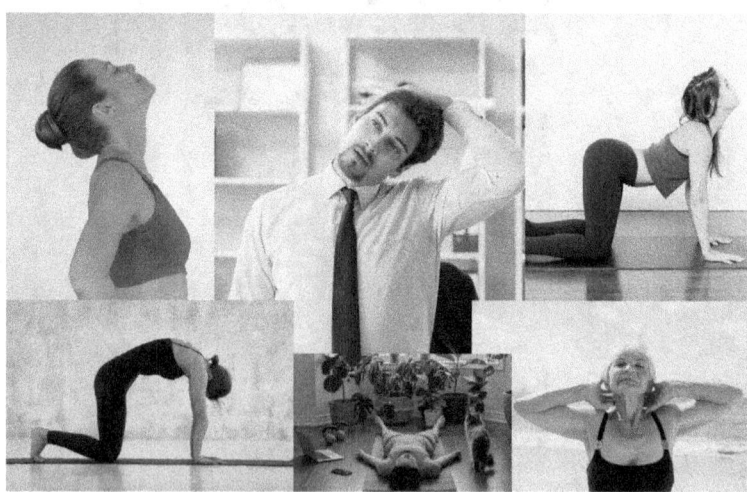

4. No hacer ejercicios de ningún tipo si hay dolor que limita el movimiento.

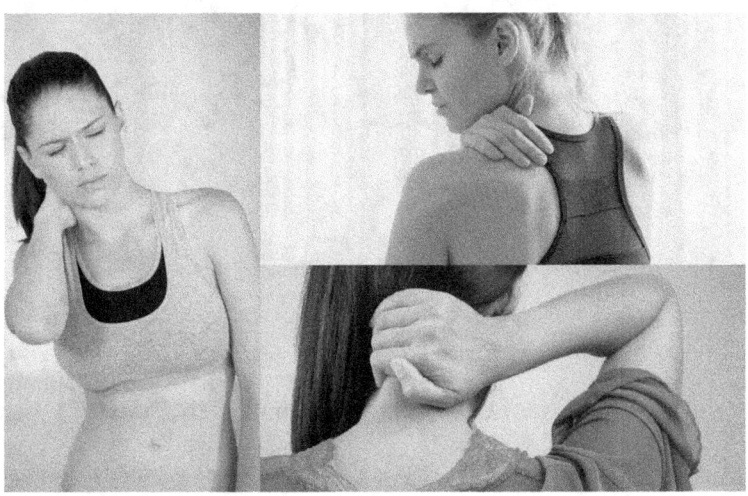

5. Usar compresas heladas si el dolor es importante (4 a 5 en la escala de valoración del dolor)

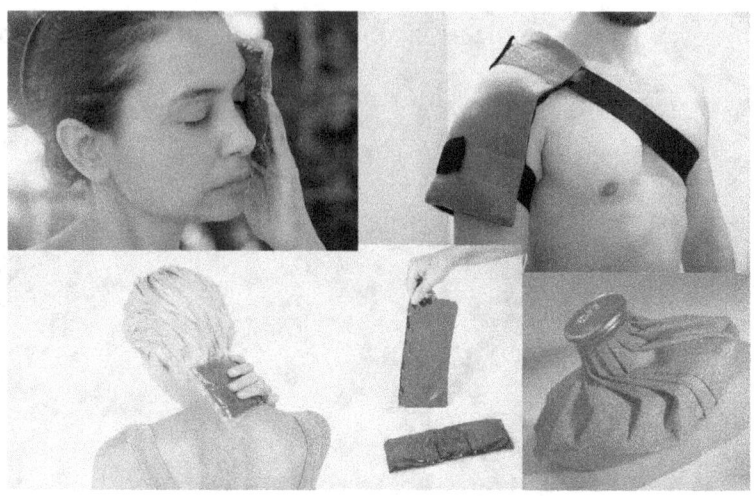

6. Cuidar mantener una buena postura durante el trabajo y las actividades de la vida diaria.

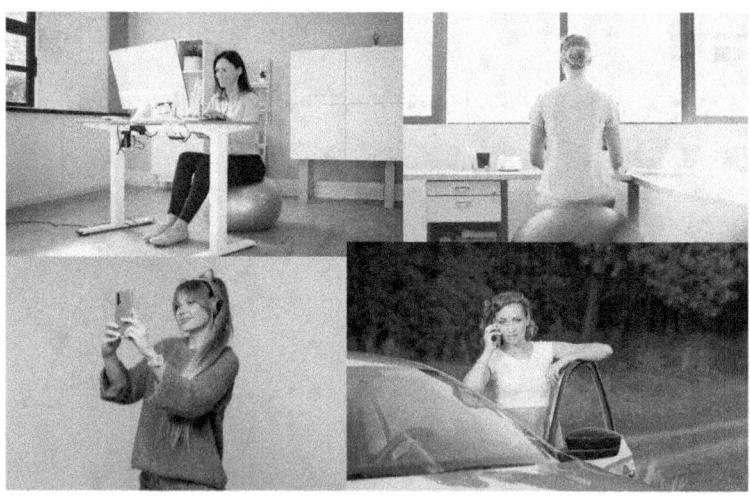

7. No sostener peso con los brazos extendidos, debe mantenerse cerca del cuerpo.

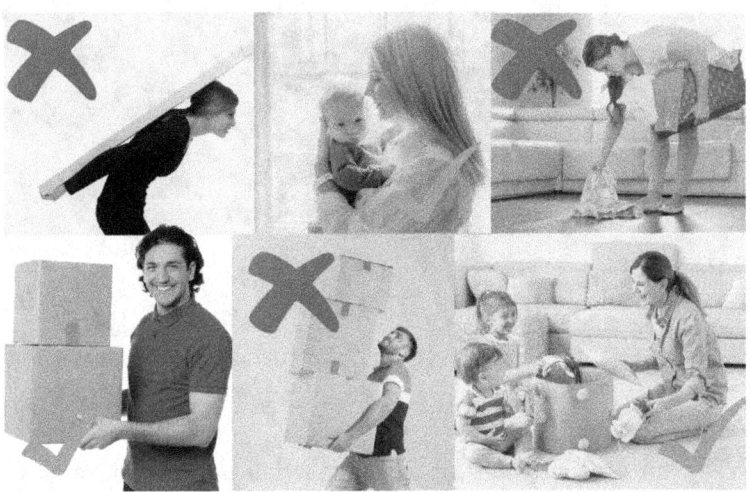

8. No masajes ni manipulaciones (producir ruidos o "conejos") que puedan incrementar el dolor.

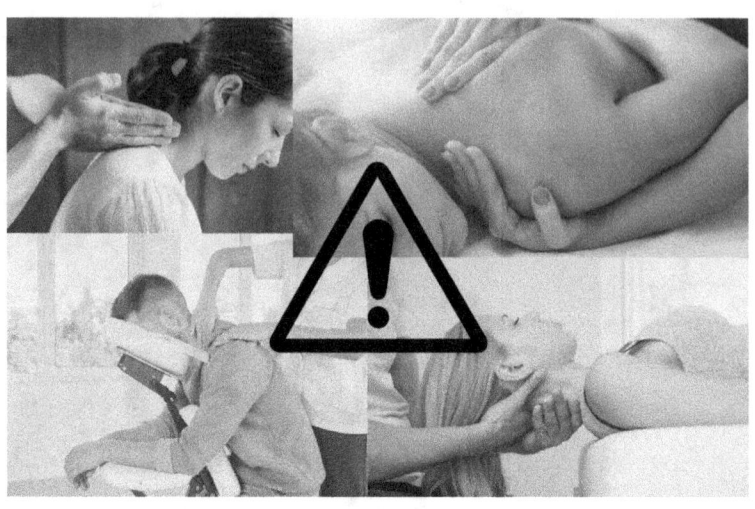

9. El dolor es una señal de advertencia dada por nuestro cuerpo, no debemos ignorarla.

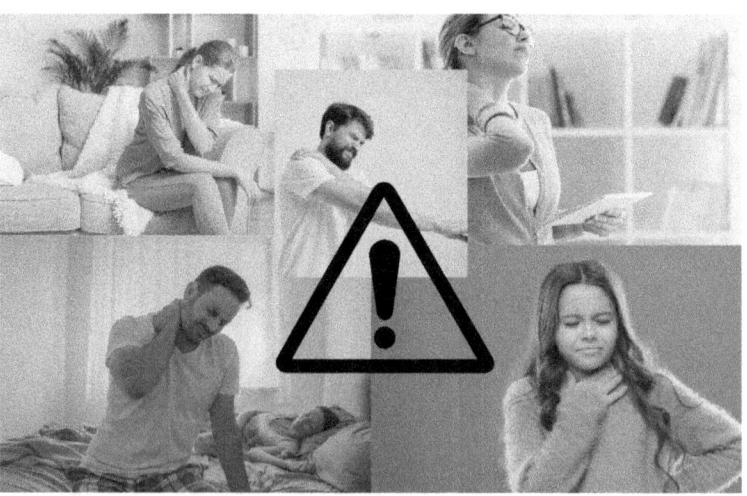

10. No cargar peso en un solo hombro, variar cambiando lado a lado y sin que signifique esfuerzo.

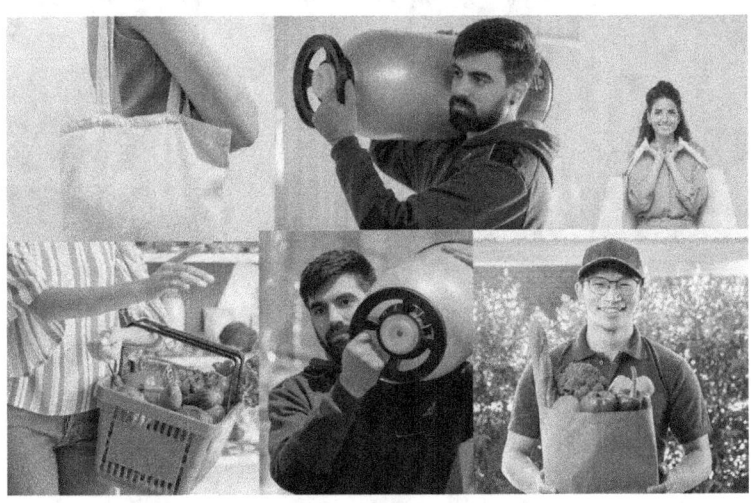

11. Empezar una rutina deportiva con apoyo profesional para preparar el cuerpo y evitar lesiones.

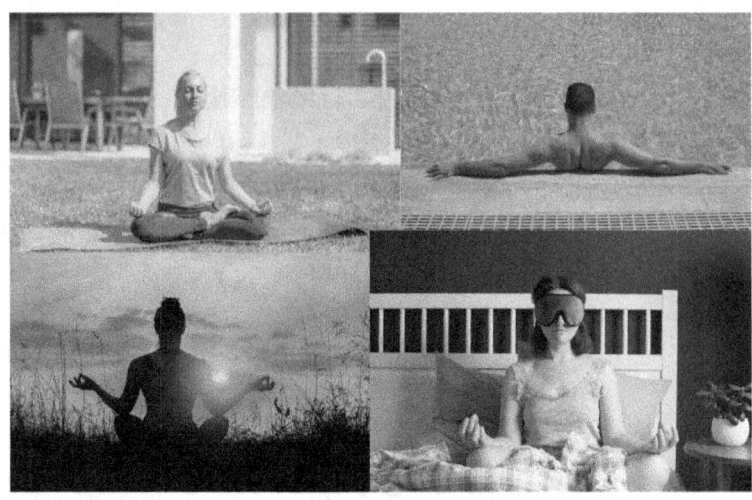

12. Hacer ejercicios de relajación de preferencia todos los días, la respiración ayuda a controlar el estrés muscular y emocional.

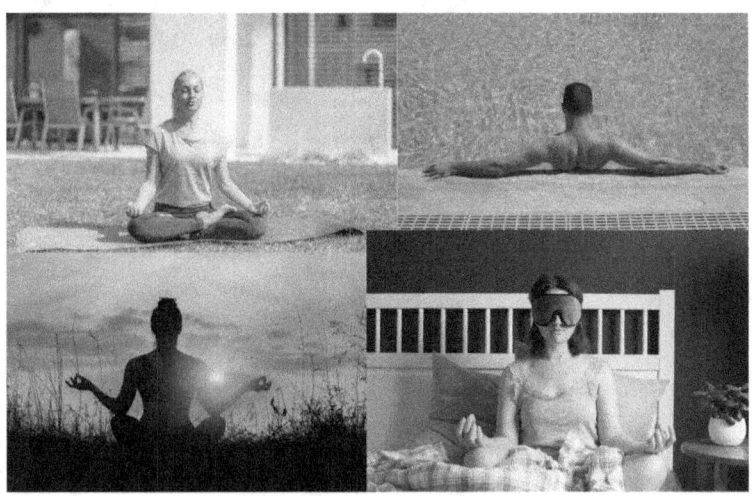

13. Dormir de costado o boca arriba sin forzar la postura.

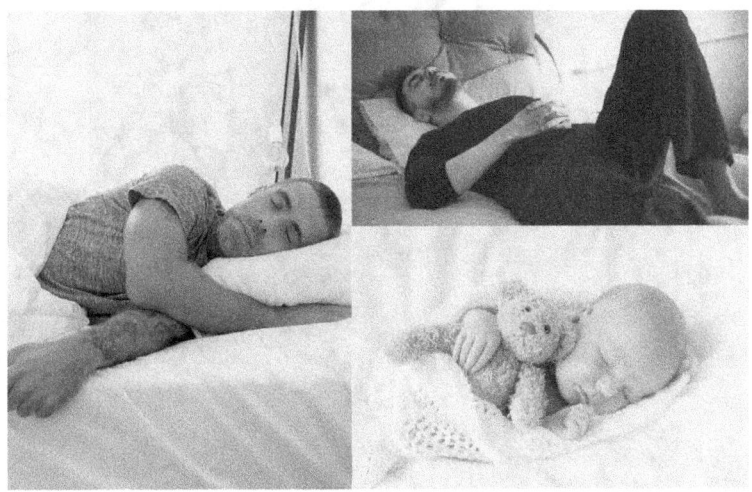

14. Adecuado uso del celular y equipos electrónicos con pantalla, intentar evitar posiciones forzadas hacia abajo o al costado.

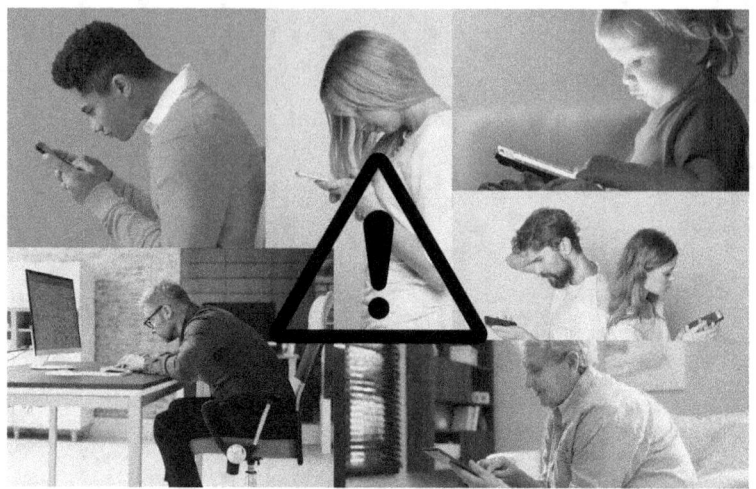

AGRADECIMIENTOS

A cada uno de los pacientes que invirtieron su tiempo, paciencia e inquietudes durante su proceso de recuperación.

A mis padres, conocer la influencia de las emociones en la vida física me acercó a conocerlos mejor y sentirme muy agradecida y comprender la importancia algunas veces de ir un poco más allá de las palabras y los hechos.

A mis queridas hijas, a quienes he visto crecer con orgullo y me han demostrado que el éxito de un padre está en que los hijos los superen, gracias por ser lo que son y cómo son.

A mis amigos, apoyo constante, gracias por ser parte de mi día a día.

BIBLIOGRAFÍA

- Darwin, C. (1859). El origen de las especies. [The origin of species]. Madrid: Alianza Editorial. (Obra original publicada en 1859).

- Lazarus, R. S. (1966). Psychological stress and the coping process. Nueva York: McGraw-Hill.

- Schachter, S. y Singer, J. E. (1962). Cognitive, social, and physiological determinants of emotional state. Psychological Review, 69(5), 379-399. https://doi.org/10.1037/h0046234

- Cannon, W. B. y Bard, P. (1927). The effect of emotion on the alimentary canal. American Journal of Physiology, 84(1), 123-159.

- Balagué, F., Mannion, A. F., Pellisé, F. y Cedraschi, C. (2012). Non-specific low back pain. The Lancet, 379(9814), 482-491. https://doi.org/10.1016/S0140-6736(11)60610-7

- Bernal, M. y Sánchez, A. (2018). Dolor de espalda: causas, consecuencias y prevención. Revista Médica Clínica Las Condes, 29(2), 158-166. https://doi.org/10.1016/j.rmclc.2018.03.002

- Fernández-de-las-Peñas, C., Alonso-Blanco, C., Cuadrado, M. L. y Pareja, J. A. (2006). ¿Qué sabemos sobre el dolor cervical crónico de origen mecánico? Revista de Neurología, 42(3), 169-175. https://www.neurologia.com/articulo/2005289

- García, J. A. y Martínez, J. A. (2010). Anatomía y biomecánica de la columna vertebral. Revista Española de Cirugía Ortopédica y

Traumatología, 54(5), 280-290. https://doi.org/10.1016/j.recot.2010.05.005

- Gatchel, R. J., Peng, Y. B., Peters, M. L., Fuchs, P. N. y Turk, D. C. (2007). The biopsychosocial approach to chronic pain: scientific advances and future directions. Psychological Bulletin, 133(4), 581-624. https://doi.org/10.1037/0033-2909.133.4.581

- López, A. y Rodríguez, J. (2017). Dolor lumbar crónico: una revisión. Revista Médica de Risaralda, 23(1), 48-53. https://doi.org/10.22517/25392115.11832

- Martínez, M. E., Hernández, M. V., Moreno, R., Loza, E., Carmona, L. y Grupo de Estudio EPISER. (2008). Prevalencia de dolor lumbar crónico en la población española: resultados del estudio EPISER 2000. Reumatología Clínica,

4(2), 55-60. https://doi.org/10.1016/S1699-258X(08)73197-8

- Pinheiro, M. B., Ferreira, M. L., Refshauge, K., Ordoñana, J. R., Machado, G. C., Prado, L. R., y Ferreira, P. H. (2015). Symptoms of depression and risk of new episodes of low back pain: a systematic review and meta-analysis. Arthritis Care & Research, 67(11), 1591-1603. https://doi.org/10.1002/acr.22619

- Sánchez, A. y Bernal, M. (2018). Dolor de espalda: causas, consecuencias y prevención. Revista Médica Clínica Las Condes, 29(2), 158-166. https://doi.org/10.1016/j.rmclc.2018.03.002

- García, J. A. y Martínez, J. A. (2010). Anatomía y biomecánica de la columna vertebral. Revista Española de Cirugía Ortopédica y

Traumatología, 54(5), 280-290. https://doi.org/10.1016/j.recot.2010.05.005
- Gatchel, R. J., Peng, Y. B., Peters, M. L., Fuchs, P. N. y Turk, D. C. (2007). The biopsychosocial approach to chronic pain: scientific advances and future directions. Psychological Bulletin, 133(4), 581-624. https://doi.org/10.1037/0033-2909.133.4.581
- López, A. y Rodríguez, J. (2017). Dolor de espalda: causas, consecuencias y prevención. Revista Médica Clínica Las Condes, 29(2), 158-166. https://doi.org/10.1016/j.rmclc.2018.03.002
- Pinheiro, M. B., Ferreira, M. L., Refshauge, K., Ordoñana, J. R., Machado, G. C., Prado, L. R., ... y Ferreira, P. H. (2015). Symptoms of depression and risk of new episodes of low back pain: a systematic review and meta-analysis.

Arthritis Care & Research, 67(11), 1591-1603. https://doi.org/10.1002/acr.22619

o

- Aguilera, J. M., Martínez, J. M., Martínez, M. A. y Sánchez, J. (2017). Anatomía del cuello
- Bernal, M. y Sánchez, A. (2018). Dolor de espalda: causas, consecuencias y prevención
- García, J. A. y Martínez, J. A. (2010). Anatomía y biomecánica de la columna vertebral
- Serrano, C. (2019). Sistema musculoesquelético: Anatomía y funciones
- American Psychological Association. (2010, 13 de mayo). Los distintos tipos de estrés von Baer, K. E. (siglo XIX). Observaciones sobre el desarrollo de los animales y los seres humanos.
- Merchant Larios, H. (1992). Desarrollo embrionario humano: formación de la columna

vertebral y curvas cervicales. Revista de Anatomía Clínica, 4(2), 87-94.

- Pérez Fuentes, J. (2020). Versión actualizada de la definición de dolor de la IASP: un paso adelante o un paso atrás. Revista de la Sociedad Española del Dolor, 27(4), 232-239
- Mendoza Fernández, E. (2000). Un paciente con dolor cervical. Medicina Integral, 35(8), 352-3611
- Autores no especificados. (2001). Dolor cervical: tratamiento y diagnóstico. Top Doctors.
- Autores no especificados. (2020). Dolor de cuello: por qué el 70% de la población lo sufre en algún momento. BBC Mundo.
- García Fontecha, C. G. (Año de publicación). Tortícolis muscular congénita: diagnóstico y tratamiento. Revista de Pediatría, 45(2), 123-135.

- Fisioterapeutas. (Año de publicación). Tratamiento de la tortícolis en recién nacidos. Fisioterapia Pediátrica, 20(3), 189-202.

- Especialistas en rehabilitación infantil. (Año de publicación). Evaluación y manejo de la tortícolis en bebés. Revista de Rehabilitación Infantil, 30(4), 275-290.

- Fisioterapeutas pediátricos especializados. (Año de publicación). Enfoque terapéutico para la tortícolis congénita. Terapia Física y Rehabilitación, 15(1), 56-68.

- Profesionales médicos. (Año de publicación). Diagnóstico y tratamiento de la tortícolis en recién nacidos. Journal of Pediatrics and Neonatology, 10(2), 87-95.

www.ingramcontent.com/pod-product-compliance
Lightning Source LLC
Chambersburg PA
CBHW050055230526
45470CB00004B/1540